Helga Fritzsche

# Heilpflanzen biologisch ziehen

Helga Fritzsche

# Heilpflanzen biologisch ziehen

Mit Tips für die
Verwertung und mit
Teerezepten

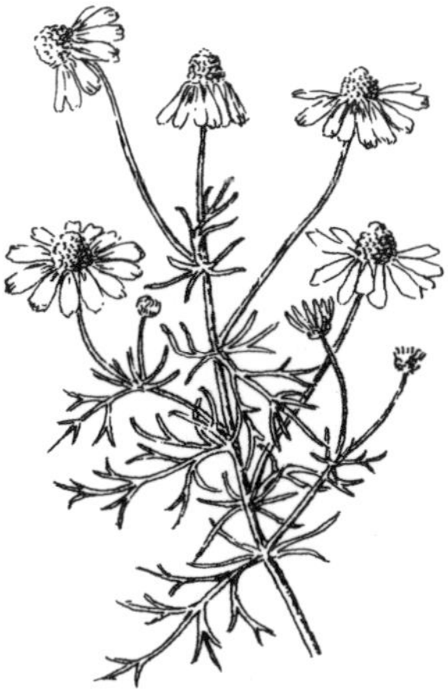

Gräfe und Unzer Verlag

Ein GU-RATGEBER

Redaktionsleitung: Hans Scherz
Lektorat: Doris Schimmelpfennig-Funke

Farbfotos
Dähncke: Seite 105
Eichinger: Seite 53 u. r.; 105 m. l.
Greiner u. Meyer Photo-Center: Seite 54
Kohlhaupt: Seite 105 o. r.
Scherz: Seite 18, 106
Schrempp: Seite 105 o. l.
Wothe: Seite 17, 35, 36, 53, 87, 88, Umschlag

Zeichnungen: Fritz Wg. Köhler, Nußdorf am Inn und Adolf Neuhofer, Perasdorf (Pflanzenzeichnungen)

Umschlagfoto: Eibisch


Umschlaggestaltung: Constanze Reithmayr-Frank
Satz und Druck des Textteils: Georg Wagner, Nördlingen
Druck der Farbtafeln und des Schutzumschlages: Pera-Druck, Gräfelfing
Reproduktion des Farbteils: Brockmann GmbH, München
Bindung: Großbuchbinderei Monheim

ISBN 3-7742-2019-0

# Inhalt

# Inhalt

# Ein Wort zuvor

Heilpflanzen haben eine lange Geschichte – Aufzeichnungen über ihre Heilwirkungen sind von allen Kulturvölkern überliefert. Schon im ersten Jahrhundert nach Christus erschienen umfangreiche Werke mit ausführlichen Beschreibungen der Arzneistoffe, die aus dem Pflanzen- und Tierreich stammen. Im mittelalterlichen Europa baute man Heil- und Gewürzpflanzen laut königlicher Verordnung auf den Landgütern an; vor allem in Klostergärten wurden Heilpflanzen gezogen, denn die medizinische Versorgung der Bevölkerung lag meist in den Händen der Mönche.

Heilpflanzen gehören auch heute noch zu unseren wichtigsten Arzneimitteln, trotz einer Vielzahl synthetischer Medikamente. Sie werden nicht nur homöopathisch und in der Volksheilkunde genutzt, auch die Schulmedizin verwendet viele Präparate, die aus Pflanzenauszügen hergestellt werden.

Die Volksheilkunde, die auf jahrhundertelangen Erfahrungen beruht, nutzt Heilpflanzen für Tees, Umschläge, Bäder, Inhalationen und Auflagen, die – regelmäßig über längere Zeit angewendet – körpereigene Abwehrkräfte mobilisieren und bei vielen Beschwerden helfen. Schwere akute Krankheiten jedoch vermögen sie normalerweise nicht zu heilen.

Heute gibt es in vielen Haushalten eine kleine Hausapotheke, in der zumindest Kamillen-, Pfefferminz- und Fencheltee, vielleicht auch Baldriantee zu finden sind. Das Interesse an natürlichen Heilmitteln nimmt zu; sie helfen gut und bleiben, wenn sie nach Vorschrift zubereitet und eingenommen werden, ohne schädigende Nebenwirkungen.

Mit diesem Ratgeber können Sie die Heilpflanzen für Ihre Hausapotheke im Garten oder im Kleingewächshaus selber ziehen – eine Reihe davon sogar auf dem Balkon oder der Terrasse: Melisse, Lavendel, Löffelkraut, Kamille, Feldstiefmütterchen, Kapuzinerkresse, Pfefferminze, Ringelblume, Rosmarin, Thymian und Quendel, Walderdbeere und Ysop. Noch zwei weitere Argumente sprechen für das Selberziehen: Heilpflanzen sind nicht nur sehr nützlich, sie sind auch schön. Da gibt es in allen Farben blühende, herrlich duftende Pflanzen und Sträucher, die zur Zierde jedes Gartens oder Balkons werden können. Und es gibt Heilpflanzen darunter, die sich auch als Gewürz bei verschiedenen Speisen verwenden lassen. Sie sehen also, Heilpflanzen im eigenen Garten zu ziehen, bringt sogar mehrfachen Gewinn. Informieren Sie sich zuerst einmal in der Tabelle »Die Heilpflanzen dieses Buches auf einen Blick«, Seite 114. Hier erfahren Sie, bei welchen Beschwerden und Erkrankungen die einzelnen Heilpflanzen am besten helfen, in welcher Form sie wachsen und blühen und welche Heilpflanzen auch als Gewürz verwendet werden können.

Heilpflanzendrogen (= Heilpflanzen in getrockneter Form) gibt es in der Apotheke, in der Drogerie und im Reformhaus. Sie, der Leser dieses Buches, wollen Ihre Heilpflanzen selber ziehen, und zwar nach Anbaumethoden, die Ihnen biologisch hochwertige Heilpflanzendrogen garantieren. Etwas anderes wäre auch sinnlos, denn schließlich sollen diese Heilpflanzen ja Ihrer Gesundheit dienen.

»Biologisch ziehen« – damit ist hier gemeint, daß Heilpflanzen ohne Verwendung von Pflanzenschutz- und Unkrautbekämpfungsmitteln, weitgehend auch mit organischer Düngung herangezogen werden; einer Düngung, die erst durch Mikroorganismen in für Pflanzenwurzeln aufnehmbare, mineralische Form gebracht wird, die also langsam und nachhaltig wirkt. Nur die Pflanzen, die in Gefäßen auf Terrasse oder Balkon gezogen werden, sind wegen des relativ geringen Erdvolumens auf Nachdüngung mit mineralischen Düngern angewiesen. Zum »biologisch ziehen« gehört auch, daß die Heilpflanzen nicht in einem Garten wachsen, der an einer verkehrsreichen Straße liegt, also nicht dem Einfluß von Autoabgasen ausgesetzt sind.

Ich habe dieses Buch gern geschrieben, weil mir Heilpflanzen seit meiner Kindheit vertraut sind. Durch meine Mutter, die aufgeschlagene, entzündete Knie mit Zinnkraut, Verstauchungen mit Arnika-Umschlägen, Erkältungen mit Kamillendämpfen, Gurgeltee aus Salbei und Schwitztee aus Linden- oder Holunderblüten zu kurieren pflegte und gegen verdorbene Mägen Pfefferminz- und Kamillentee verordnete. Und ich habe die meisten der beschriebenen Arten schon selbst angebaut.

Heilpflanzen wie beispielsweise Löwenzahn, Klette oder Spitzwegerich habe ich nicht beschrieben, obwohl man Samen im Fachhandel bekommt; diese Heilpflanzen wachsen auf Wiesen und an Feldrainen und sind leicht selbst zu sammeln. Auf andere gute Heilpflanzen mußte ich deshalb verzichten, weil es noch keinen Samen zu kaufen gibt.

Bitte lesen Sie zuerst den Teil des Buches, der Sie mit den wichtigsten gärtnerischen Arbeiten vertraut macht und Ihnen sagt, was Heilpflanzen zum Leben brauchen. Das Kapitel über die Heilpflanzen als Heilmittel informiert Sie genau über Ernte, Auf- und Zubereitung der Heilpflanzen und über die Wirkung ihrer Inhaltsstoffe. In den Pflanzenporträts werden die einzelnen Arten mit ihren Besonderheiten in Anzucht, Pflege, Ernte, Zubereitung und Wirksamkeit vorgestellt. Im Anhang dieses Buches finden Sie eine Liste mit den Adressen der Firmen, bei denen Sie Samen, Fertigpflanzen oder Stauden der beschriebenen Heilpflanzen bekommen können, außerdem Adressen von Baumschulen für den Fall, daß Sie den Baum, den Sie sich ausgesucht haben, in Ihrem Garten-Center nicht bekommen, sowie die Anschriften der Hersteller von Gartenzubehör.

Es ist mir sehr wichtig, Sie vor Selbstbehandlung zu warnen; ein Arzt muß immer dann entscheiden, was geschehen soll, wenn Beschwerden bereits längere Zeit bestehen, wenn Veränderungen an Herz, Kreislauf, Atmungs- und Verdauungsorganen sich bemerkbar machen, wenn starke Schmerzen auftreten.

Stark wirkende Heilpflanzen, die ausschließlich vom Arzt verordnet werden dürfen, habe ich natürlich weggelassen, sie gehören nicht in ein Buch über den Anbau von Heilpflanzen für Hausmittel.

Ich möchte mich bei all jenen bedanken, die zum Gelingen des Buches beigetragen haben: Bei Herrn Apotheker Mannfried Pahlow für wertvolle Anregungen und Hinweise bei der Bearbeitung, bei Herrn Dr. Franz, Herrn Feßler und Herrn Müssel, die mir bei der Beschaffung von Literatur und mit Auskünften geholfen haben, bei Herrn Wothe für seine vorzüglichen Pflanzenfotos, die er in meinem Garten und im Heilpflanzengarten der TU Weihenstephan aufgenommen hat, und bei Herrn Köhler und Herrn Neuhofer für ihre instruktiven Zeichnungen.

*Helga Fritzsche*

# Das ABC des Heilpflanzengärtners

## Etwas über Samen, Pflanzen, Sortenwahl

**Samen** von vielen Heilkräutern, die zugleich als *Würzkräuter* Verwendung finden, gibt es in Portionspackungen, die für den Privathaushalt ausreichen, in den meisten Fachgeschäften: Beifuß, Lavendel, Melisse, Rosmarin, Salbei, Thymian und Quendel, Wermut, Ysop. Aber auch Samen mancher Heilpflanzen, die zugleich Zierpflanzen sind, wie beispielsweise Ringelblume und Veilchen, sind dort erhältlich.

Samen von heilenden *Wildpflanzen* wie Arnika, Eibisch, Johanniskraut, Feldstiefmütterchen, Löffelkraut, Benediktenkraut und Tausendgüldenkraut bekommen Sie bei der Firma Bornträger (Adresse →Seite 113).

**Samenlagerung:** Die Keimfähigkeit der einzelnen Arten bleibt nur dann während des in den »Pflanzenporträts« angegebenen Zeitraums erhalten, wenn das Saatgut kühl, aber frostfrei und trocken aufbewahrt wird. Eine nachahmenswerte Neuerung brachte kürzlich die Samenfirma Sperling (Adresse →Seite 113) auf den Markt:

Die Samen dieser Züchterfirma sind nicht nur keimschützend behandelt und verpackt, sondern jedes Samentütchen ist mit dem Aufdruck versehen: Keimfähig bis . . . (Monat und Jahr).

**Pflanzen** von Pfefferminze (aus Samen herangezogen, liefert sie minderwertige Pflanzen mit geringerem Wirkstoffgehalt), von vielen Heilpflanzen, die zugleich Würzpflanzen sind, und einer großen Anzahl von Wild-Heilkräutern erhalten Sie bei der schon genannten Firma Bornträger, manche auch in Staudengärtnereien mit vielseitigem Angebot.

Bäume und Sträucher der im Buch beschriebenen und empfohlenen Arten führen Baumschulen und Garten-Center.

**Sorten** von Heilpflanzen, die im allgemeinen nicht gärtnerisch genutzt werden, sind vor allem für die pharmazeutische Industrie interessant und in der Regel auch nur diesen Betrieben zugänglich.

Bei Gehölzen, Stauden und anderen Zierpflanzen, die zugleich auch Heilwirkung haben, sind oft Sorten vorhanden und, soweit hier von Bedeutung, in den »Pflanzenporträts« erwähnt.

**Etikettierung:** Dem Anfänger ist es kaum möglich, die verschiedenen Pflanzenarten und -sorten auseinanderzuhalten. Mit einem wetterfesten Stift beschriftete Plastik-Etiketten, neben die einzelnen Kräuter oder Gehölze in den Boden gesteckt, erleichtern die Übersicht. Aufgeschrieben werden zweckmäßigerweise: Art und Sorte, Aussaat, Pflanz- und/oder Verpflanztermine. Stifte und Etiketten sind im Fachhandel zu haben.

Gekauften Pflanzen sind mit diesen Angaben versehene Etiketten meistens beigegeben.

## Anzuchtgefäße und Kulturhilfen

**Aussäen** können Sie in kleinen Tontöpfchen oder Tonschalen, in Plastiktöpfe, Plastikschalen oder in Jiffy-pots (Torfpreßtöpfe). Noch unbenutzte Tongefäße müssen vor Gebrauch gewässert werden, damit sie nicht die Feuchtigkeit aus der eingefüllten Erde ziehen. Plastikgefäße sind undurchlässig für Wasser und Luft, deshalb trocknet die Erde darin auch langsamer aus. Bedenken Sie das bitte beim Gießen, damit die Wurzeln der Pflanzen nicht verfaulen. Bei Plastikschalen müssen die vorgestanzten Löcher im Boden, durch die überschüssiges Wasser abfließen soll, vor Einfüllen der Erde, Ausbringen der Saat oder Pflanzung der Jungpflanzen durchgestoßen werden.

Alle diese Gefäße eignen sich auch zum Pikieren, das heißt Auseinanderpflanzen. Der Vorgang wird im Kapitel »So wird gesät, gepflanzt und gepflegt« unter »Pikieren und Verziehen« auf Seite 23 erklärt.

**Pflanzgefäße:** Herangezogene Pflanzen, die auf Balkon oder Terrasse stehen sollen und nicht ausgepflanzt werden, brauchen von Anfang an ein Pflanzgefäß, das groß genug ist, in dem sie einige Jahre oder bis zum Abernten bleiben können. In Frage kommen größere Eternit-Balkonkästen (neuerdings mit praktischen Griffen an den Seiten, die das Hochheben sehr erleichtern), Eternitschalen, Gefäße aus Waschbeton, wenn sie am Standort bleiben können (Gewicht!), Plastikeimer mit mehreren Abzugslöchern im Boden (die Sie bohren müssen), Eichenkübel von 25 cm bis 43 cm Höhe und Breite sowie Plastikkästen. Hinweise auf erforderliche Mindestgrößen finden Sie jeweils in den einzelnen Pflanzenporträts.
**Anzuchthilfen:** Für die Anzucht von Jungpflanzen, also für die Zeit, in der aus Samen kleine Pflänzchen werden, kann bei empfindlichen Arten das Frühbeet eine große Hilfe sein. Heizung oder Wärmepackung sind dabei für die hier erwähnten Heilpflanzen nicht nötig.

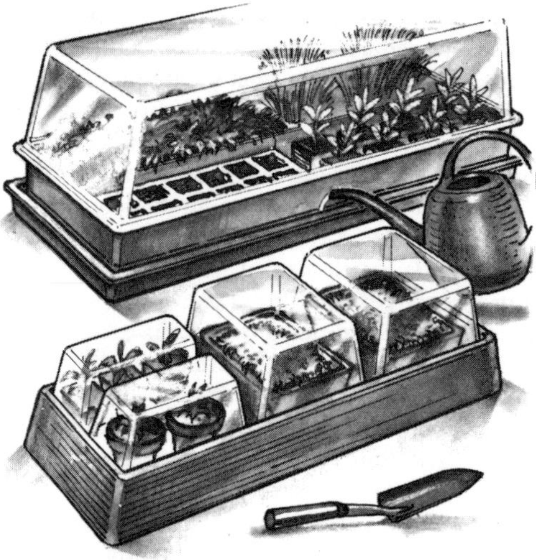

*In diesen praktischen Anzuchtgefäßen für den Balkon- und Zimmergärtner gedeihen Jungpflanzen besonders gut; sie sind im Fachhandel erhältlich.*

Sie können das Frühbeet für den Garten selbst bauen oder unter verschiedenen Modellen wählen, die der Fachhandel anbietet und die Sie nur zu montieren brauchen. Für den Eigenbau benötigen Sie Betonfertigteile (im Fachhandel) oder 3 cm starke Bretter, die Sie vorher imprägnieren müssen, damit sie einige Jahre halten. *Wichtig:* Ein pflanzenunschädliches Imprägnierungsmittel verlangen und die angegebene Wartezeit bis zur Saat oder Pflanzung unbedingt einhalten. Worauf es beim Bau eines Frühbeets ankommt, zeigt die Zeichnung auf Seite 11.
**Floratherm-Balkonfrühbeet:** Dieses handliche, tragbare Frühbeet, das Sie überall aufstellen können, eignet sich besonders für Balkon- und Terrassengärtner mit wenig Platz. Es kann nach Gebrauch bis zur nächsten Saison im Keller oder Schuppen aufbewahrt werden.
**Folientunnel** können Sie kaufen oder aus dickem, kunststoffummanteltem oder rostfreiem Draht, UV-stabilisierter gelochter Folie und Plastik-Wäscheklammern selbst basteln. Damit schützen Sie die empfindlichen jungen Pflänzchen bei rauher Witterung in der ersten Wachstumsphase. Achten Sie bei gekauften Modellen auf möglichst viel Luftraum (Höhe und Breite!) und darauf, daß die Folie gelocht ist, weil dann die Pflanzen weniger durch hohe Temperaturschwankungen gefährdet sind und besser wachsen. Ein Beispiel ist der neue Fabro-Tunnel (Euflor).
**Frühbeetfenster** sollten Sie kaufen. Mit Folie bespannte Holzrahmen sind zu leicht, lassen sich meist nur ungenügend befestigen, werden dann bei windigem Wetter fortgeweht und haben eine geringere Lebensdauer. Am praktischsten finde ich das »Normalfenster« mit den Maßen 100 × 150 cm, einer Mittelsprosse und Scheiben aus Gartenklarglas. Der Fensterrahmen kann aus (imprägniertem) Holz oder Leichtmetall bestehen. Die Glasscheiben werden in den Rahmen geschoben oder eingekittet. An der »offenen«

Seite des Rahmens müssen Sie Holz- oder Gummiklötzchen aufnageln, damit die Scheiben nicht herausrutschen können. Arbeitssparend sind selbstlüftende Fenster (Richterfenster, Adresse →Seite 113) und automatische Fensterlüfter (Firma Beckmann, Adresse →Seite 113), die in Kästen mit Normalfenstern eingebaut werden können. Wegen der günstigeren Temperaturverhältnisse – die Temperaturschwankungen sind bei etwas mehr Luftraum nicht so kraß, was für Pflanzen günstiger ist – sollte ein Frühbeet wenigstens vier Fenster haben. Die Zeichnung auf der nächsten Spalte gibt auch Maße an und zeigt, wie so etwas bei gelüfteten Fenstern aussehen soll (mit Lufthölzern).

**Thermometer:** Außenthermometer und Thermometer im Inneren von Frühbeet oder Folien-Tunnel sind eine große Hilfe und nicht nur für Anfänger unentbehrlich. Sie erhalten sie im Fachgeschäft.

**Lüftung:** Damit die Pflanzen bei warmem Wetter, aber auch bei kühlem Wetter mit Sonneneinstrahlung keinen Schaden erleiden, muß das Frühbeet ausreichend belüftet

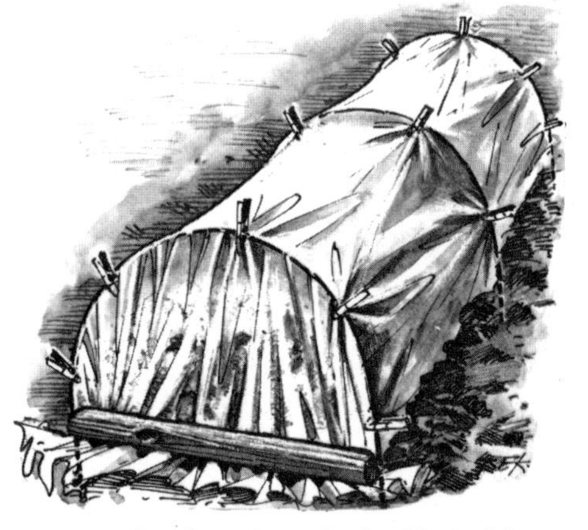

*Folientunnel, selbst gebaut: Drahtstäbe in Bögen über das Beet spannen, die Folie darüberlegen; an den Längsseiten eingraben, an den Drahtbögen mit Wäscheklammern befestigen.*

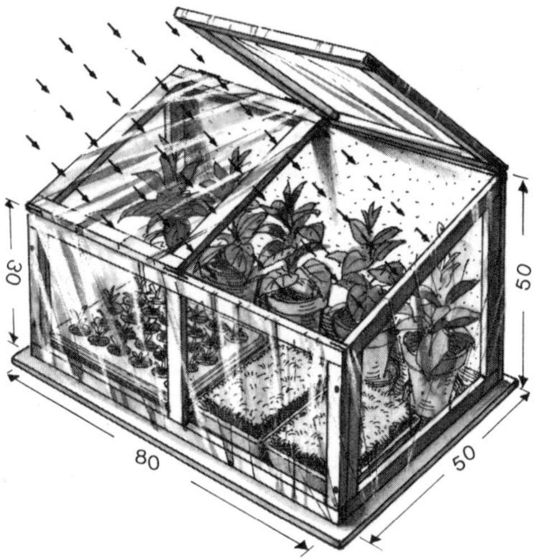


*Dieses Frühbeet für den Balkon können Sie selbst bauen, ebenso wie ein Gartenfrühbeet, das allerdings etwas größer sein sollte und vier Fenster haben muß. Bei Sonneneinstrahlung das Lüften nicht vergessen!*

werden. Die Luft unter Glas oder Folie erwärmt sich ja leicht. Zum Lüften öffnet man Fenster oder Abdeckhaube des Frühbeets und stellt sie mit Lufthölzern fest. Je nach Außentemperatur und Einstrahlung können die Hölzer flach, »kant« oder in der ganzen Länge eingeklemmt werden, wodurch sich die Innentemperatur den Erfordernissen entsprechend beeinflussen läßt.

Folientunnel werden gekippt, vorn und hinten, oder auch an den dafür vorgesehenen Stellen geöffnet, je nach Modell.

**Flachfolien:** Von den Flachfolien ist für den Heilkräutergärtner vor allem die Euflor-Schattierfolie interessant, da einige Arten von Heilpflanzen während der heißen Jahreszeit ausgesät werden. Sie wird, passend zugeschnitten, nach der Saat über das angegossene Beet oder Anzuchtgefäß gebreitet und kann dort auch nach der Keimung bleiben, bis sich das erste Paar Blättchen (nach den Keimblättchen) entfaltet hat. Sie werden feststellen, daß Sie weniger gießen müssen, die Saaten lückenlos aufgehen (keimen), und die Pflänzchen sich in dem feuchten und doch luftigen ›Kleinklima‹ unter der Folie kräftig entwickeln. Kleinklima nennt man die klimatischen Verhältnisse – das Zusammenspiel von Licht, Temperatur, Luftfeuchtigkeit und -bewegung innerhalb eines mehr oder weniger begrenzten Raumes.

Die Euflor »Wachsende Folie« ist ein guter Schutz für frühe Saaten in den ersten Wochen. Gegossen wird durch die Schlitze, wie bei der Schattierfolie. Besondere einfache Folienhalter befestigen die Folienbahnen in der Erde. Nehmen Sie Folien bitte immer bei trübem Wetter oder bei Regen ab, und vergessen Sie andererseits bei länger anhaltender Trockenheit das Gießen nicht – die jungen Pflanzen müssen sich langsam an die normalen äußeren Bedingungen gewöhnen können, wenn sie keinen Schaden nehmen sollen!

## Wo Heilpflanzen am besten gedeihen

Die Südseite ist nicht günstig, vor allem dann, wenn die Sonneneinstrahlung durch helles Mauerwerk, Glas oder Platten verstärkt wird. Die Nordseite ist zu kühl und lichtarm. Alle anderen Varianten sind diskutabel, wobei aber die Ansprüche der einzelnen Arten zu berücksichtigen sind, über die Sie sich in den Pflanzenporträts informieren können. Weitere wichtige Hinweise finden Sie im folgenden Kapitel »Das richtige Licht«.

**Wichtig:** Balkon- und Fensterkästen mit Heilpflanzen sollten nach Möglichkeit an der straßenabgewandten Seite des Hauses angebracht sein, vor allem, wenn es sich um eine Erdgeschoßwohnung an einer verkehrsreichen Straße handelt. Die Pflanzen nehmen sonst reichlich Giftstoffe (Abgase) auf, die ihre Verwendung fragwürdig machen. Sinngemäß gilt das auch für Pflanzgefäße auf der Terrasse wie für jeden Heilpflanzenanbau im Garten.

# Was Heilpflanzen zum Leben brauchen

## Das richtige Licht

Alle Pflanzen sind Lebewesen, die ganz vom Licht abhängen. Bei ihrem zentralen Lebensprozeß, der Assimilation, wandeln sie mit Hilfe des Sonnenlichts und des aus der Luft aufgenommenen Kohlendioxyds $CO_2$ (das beim Atmungsprozeß aller Lebewesen freigesetzt wird) durch das Chlorophyll (Blattgrün) in den Blättern die aus dem Boden aufgenommenen, in Wasser gelösten anorganischen Stoffe – Mineralien, Kali, Kalk, Phosphor, Stickstoff – um in organische Stoffe – Zucker, Stärke, Eiweiß, Fett. Sie geben dabei Sauerstoff ab, ohne den menschliches und tierisches Leben nicht möglich wäre, und können nur existieren, wenn dieser Umwandlungsprozeß viele Stunden am Tag ungestört vor sich geht. Anorganische Stoffe sind für Pflanzen lediglich Rohmaterial; erst durch die Assimilation werden sie zur eigentlichen Nahrung, die Wachstum, Blüte, Frucht- und Samenbildung ermöglichen. Ohne gute Lichtverhältnisse geht es also nicht.

**Wichtig:** Auch ausgesprochen sonnenliebende Gewächse nehmen es übel, wenn sie im Gefäß auf der Terrasse oder dem Balkon voll der Südsonne ausgesetzt sind.

Fensterscheiben, Steinplatten, helles Mauerwerk steigern die Licht- und Wärmeintensität so sehr, daß es zu Schäden kommen kann, selbst dann, wenn genügend gegossen wird. Draußen im Garten allerdings, wo die Hitze sich nicht stauen kann, wird Südsonne von vielen Pflanzenarten gut vertragen.

Bei der *Anzucht im Zimmer* ist mangelndes Licht eher ein Problem. Für die jungen Pflanzen ist es schon zu dunkel, wenn sie ein oder zwei Meter vom Fenster entfernt stehen. Wie sehr die Helligkeit mit der Entfernung abnimmt, kann man leicht mit dem Belichtungsmesser eines Fotoapparates nachprüfen. In der Zeit von Februar bis März und besonders an trüben Tagen (dann oft auch noch im April) ist eine Zusatzbeleuchtung ratsam, zehn bis zwölf Stunden pro Tag. Sie verhindert das Vergeilen (Etiolement) und läßt die Jungpflanzen kräftig und gedrungen heranwachsen.

Speziell für diesen Zweck entwickelte Leuchtstofflampen (sie passen in jede normale Fassung) mit geringerem Stromverbrauch, aber besserer Lichtausbeute als die bisherigen Modelle (allerdings etwas teurer in der Anschaffung), sind »Osram Lumilux«, »Sylvania Dreibanden-Leuchtstofflampe« und »Philips TL Super«. Bringen Sie die Zusatzlampen in 30 bis 50 cm Entfernung über den Pflanzenspitzen so an, daß Sie die Höhe nach Bedarf variieren können.

## Die richtige Temperatur

Alle Pflanzen haben sich über lange Zeiträume den klimatischen Verhältnissen ihrer Heimatländer angepaßt. Neben bodenständigen Pflanzen finden Sie in diesem Buch auch Heilpflanzen aus dem Mittelmeerraum. Sie brauchen eine geschützte Stelle im Garten, manche im Vorfrühling, Spätherbst und Winter Schutz durch Fichtenreisig oder Schattierfolie oder einen Platz im Frühbeet beziehungsweise in der Wohnung. Bevorzugte Standortbedingungen sind jeweils bei den einzelnen Pflanzenporträts beschrieben.

Extrem windige Lagen werden fast immer schlecht vertragen. Ein plötzlicher Wärmeeinbruch nach kühlen Tagen macht besonders Pflanzen in Gefäßen sehr zu schaffen. Man stellt sie dann am besten für einige Zeit vor Sonne geschützt, aber hell, gießt ausreichend und überbraust leicht.

## Die richtige Erde

Erde gibt den Wurzeln und dadurch der ganzen Pflanze Halt. Sie enthält Mineralien, Wasser und vielfältiges Bodenleben (Regenwürmer, Springschwänze, Vielfüßler, Bakterien, Pilze, Algen, Flechten) und kann, je

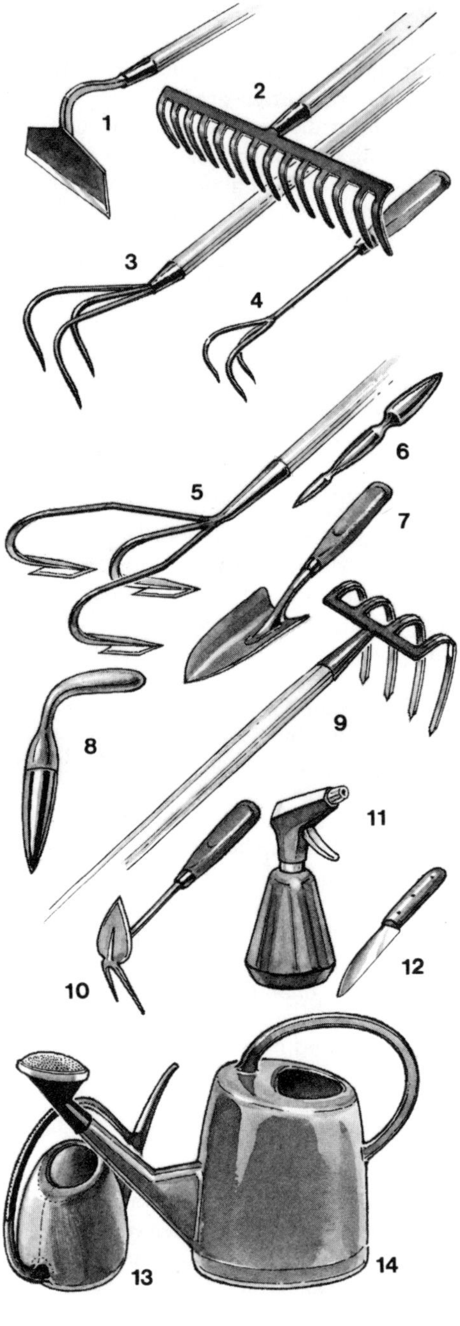

nach Bodenart, alles mehr oder weniger speichern. Alle Nährstoffe werden von den Wurzeln ausschließlich gelöst aufgenommen und durch besondere Leitungsbahnen in den Stengeln zu den Blättern transportiert. Damit die Wurzeln und die wichtigen Bodenlebewesen gesund bleiben und arbeiten können, muß der Boden locker und durchlüftet sein. Das erreichen Sie durch richtige Bodenbearbeitung, für die Sie gute geeignete Geräte brauchen (→Zeichnung Seite 13). Flaches Lockern mit der Ziehhacke – das angenehmerweise auch sehr wenig Kraft erfordert – und tieferes Durcharbeiten des Bodens mit dem Krail oder Grubber vor Neusaaten oder Pflanzungen erhält seine optimale Struktur. Der Bodenverbesserung dient auch das Mulchen (→Seite 20).

Grobscholliges Graben ist nur im Herbst sinnvoll und auch dann nur auf schweren, stark lehmhaltigen oder wenig humosen, schlecht durchgearbeiteten Böden. Andere Gartenböden lockert man auch im Herbst mit der Grabgabel, die tief eingestochen, einmal kurz hin und her bewegt und von neuem eingestochen wird – auch dies eine überaus kraftsparende Bodenbearbeitungsmethode. Das Bodenleben bleibt dabei besonders gut erhalten, weil das Wenden der Scholle entfällt, das immer einigen Schaden anrichtet. Mindestens so wichtig wie die Bodenbearbeitung ist die Versorgung mit Humus. Kompost aus gesunden Ernterückständen (ohne Kohlstrünke) ebenso wie Gründüngung, verrotteter Mist, soweit er zur Verfügung steht, und, wenn das nicht ausreicht, Torf, Super Manural und Florahum

*Die richtigen Geräte zum Pflanzen und Pflegen im Zimmer, auf dem Balkon, im Garten: 1 Schuffel zum Abschürfen von Unkraut, 2 Rechen (= Harke), 3 Gartenkralle, 4 Handkralle, 5 Grubber, 6 Pikierholz, 7 Handschaufel, 8 Pflanzholz, 9 Krail (= Karst), 10 Gerät zum Lockern und Unkrautjäten in Gefäßen, 11 Handzerstäuber, 12 Gartenmesser, 13 Gießkanne für Balkon- und Zimmergärtner, 14 Gießkanne für Freilandgärtner.*

jährlich im Frühjahr flach eingearbeitet, nie eingegraben, bewirken die berühmte stabile Krümelstruktur, die Verkrustungen, Verfestigungen und damit Störungen im Wasser- und Lufthaushalt des Bodens verhindert. Nur dann finden Bodenbakterien und -pilze geeignete Lebensbedingungen, halten in einer Art Lebendverbauung die Krümel zusammen, mineralisieren organische Stoffe und bringen sie in eine für die Pflanzen aufnehmbare Form.

**Eigener Kompost** gehört in jeden Garten. Er entsteht aus gesunden Garten- und Küchenabfällen, die gut verrotten. Richtig zubereiteter Kompost riecht in keinem Stadium, Sie brauchen also auch vor Verboten keine Angst zu haben, die wegen Geruchsbelästigung von manchen Gemeindebehörden erlassen sind. Freilich müssen Küchenabfälle immer gleich mit einer dünnen Erdschicht abgedeckt und vorher nach Möglichkeit mit Gartenabfällen gemischt werden.

**Moderne Kompostsilos** haben selbst in kleinen Gärten noch Platz. Sie stören nicht und liefern einwandfreien Humus, wenn Sie alles nach Vorschrift machen und vielleicht noch etwas kohlensauren Kalk oder einen Kompostbeschleuniger wie zum Beispiel Alginure dünn zwischen die Schichten streuen. Gefüllt werden sie, wie beim Komposthaufen unten beschrieben.

**Komposthaufen** beanspruchen mehr Platz, etwa 120 cm in Höhe und Breite. Feinere und gröbere Materialien sollten möglichst in 20 bis 25 cm hohen Schichten abwechseln, langes Pflanzenmaterial muß vor dem Aufbringen grob zerkleinert werden.

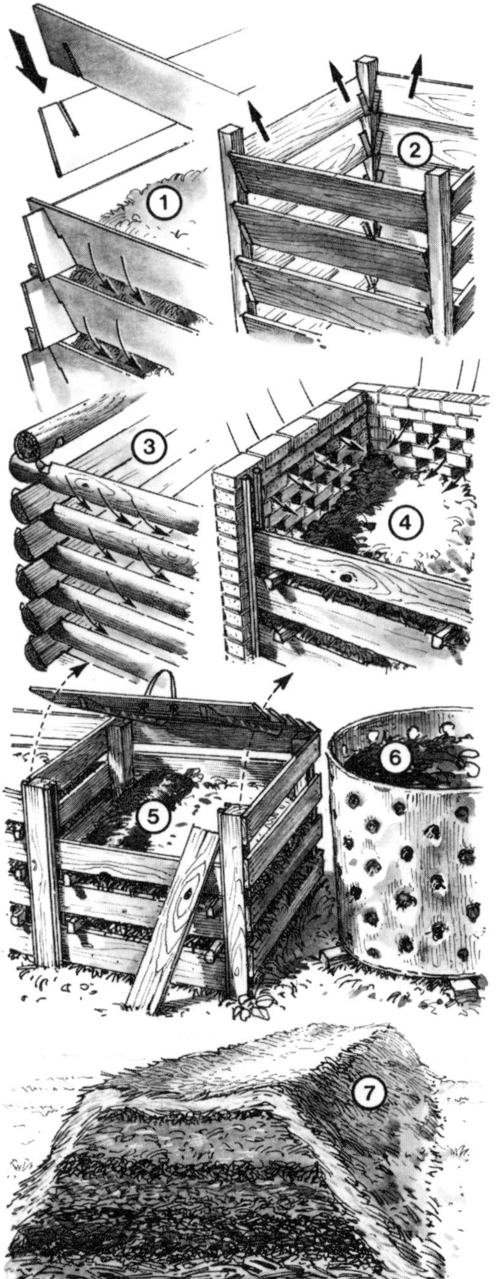


*Kompostsilos aus Eternitplatten (1), Brettern (2) oder Rundhölzern (3), die schräg eingesetzt werden. Erhältlich im Fachhandel. Silos zum Selberbauen: Drei Seiten Ziegel, auf Lücke gemauert, die Vorderseite mit herausnehmbaren Brettern (4) oder ein nur aus Brettern gezimmertes Silo (5). Eine Komposttonne aus Metall mit Lüftungslöchern (6). Der Komposthaufen (7) muß schichtweise aufgebaut werden.*

*Die Kräuterecke im Garten mit Arnika (gelbe Blüten), Kamille (weiße Blüten) und Salbei.* ▷

**Besonders zu empfehlen:** Auf jede etwa 20 cm hohe Schicht Abfälle streuen Sie wenig kohlensauren Kalk und pro Quadratmeter vier Handvoll Oscorna Animalin oder Hornphos (organische Dünger aus Horn-, Knochen- und Blutmehl), dazu vielleicht einen der oben erwähnten Kompostbeschleuniger. Im Herbst wird alles umgeschaufelt, so daß das Äußere nach innen, das Innere nach außen zu liegen kommt, oder es wird als Flächenkompost ausgebreitet. Verwenden Sie Komposterde grobbrockig und erst halbverrottet, sie enthält in diesem Stadium besonders reichlich die oben erwähnten Kleinstlebewesen und die wichtigsten Pflanzennährstoffe. Vor der Verwendung nur durch ein ganz grobes Sieb werfen, das Steine und allzu dicke Klumpen aussondert, alles andere ist falsch. Für die Anzucht im Pflanzgefäß, also auf Balkon oder Terrasse, eignet sich eine abgepackte Fertigerde besser. Sie ist keimfrei und enthält für die ersten Wochen genügend Nährstoffe. Gut und eigentlich überall zu haben sind TKS, Frux ED 73, Plantahum, Huminal KS Grün 1 und Compo Sana. Compo Sana für die Vorkultur sollten Sie mit Torf im Verhältnis 4:1 mischen. Für die endgültigen Gefäße eignet sich Komposterde, mit Torf im Verhältnis 4:1 gemischt, sonst auch die erwähnten Fertigerden (hier TKS 2 statt TKS 1). Weitere Hinweise finden Sie in den Pflanzenporträts.
**Sehr wichtig:** Fertigerden müssen kurz vor Saat oder Pflanzung gründlich gegossen und mit dem Wasser durchgemischt werden. Danach sollten sie feuchtkrümelig, aber nicht naß sein. Nehmen Sie eine Handvoll Erde, drücken Sie sie fest zusammen. Quillt ein wenig Wasser heraus, dann hat sie den richtigen Feuchtigkeitsgrad.
**Auflockern** ist übrigens nicht nur im Garten nötig. Auch Gefäßerde muß immer wieder oberflächlich gelockert werden. Sie setzt sonst Algen an, wird fest, hindert dadurch die Wurzeln bei der Atmung und läßt zu viel Wasser verdunsten. Es gibt dafür preiswerte Kleingeräte (Zeichnung Seite 13). Gewarnt sei vor billigen Fertigerden undefinierbarer Herkunft, wie sie manchmal in Nicht-Fachgeschäften verkauft werden. Mit ihnen kann man unter Umständen sogar zuvor gesunde Pflanzen zugrunde richten!

## Die richtige Wassermenge

Nur wassergefüllte Pflanzenzellen können arbeiten. Im Saftstrom, der ohne Wasser undenkbar ist, fließt anorganisches Material zum Blatt, fertige Nahrung zu den verschiedenen Pflanzenteilen (→Assimilation Seite 13). Schließlich sind krautige Gewächse allein durch Wasser aufrecht und straff, »turgeszent«, wie die Botaniker sagen. Das Erfrieren von überwinternden Pflanzen, auch Bäumen und Sträuchern, ist häufig nur ein Vertrocknen. Nach einem trockenen Herbst sollten diese Gewächse vor stärkeren Frösten und während schnee- und niederschlagsarmer Winter auch bei anhaltend mildem Wetter tüchtig gewässert werden.

Besonders wichtig ist das Wässern bei mildem (frostfreiem) Winterwetter bei Stauden und Kübeln – sie trocknen leichter aus als Pflanzen im gewachsenen Boden. Gefäßpflanzen vertrocknen (und erfrieren) weniger leicht, wenn sie in Erde eingesenkt sind, in Fichtenreisig eingehüllt werden oder in einem hellen frostfreien Raum mit reichlicher Luftfeuchtigkeit (50 bis 60%) überwintern können. Gießen ist aber auch dann nie überflüssig.
**Regenwasser** ist billiger als Leitungswasser und bekommt allen Pflanzen – wenn die Luft nicht durch Industrieabgase und andere Abgase oder Industriestäube zu sehr verschmutzt ist.

Zum Sammeln bietet sich die vorübergehend »aus der Mode gekommene« Regentonne an, die es in modernisierter Form und guter Qualität zu kaufen gibt (Firma Beckmann, Adresse →Seite 113). Eine kleine

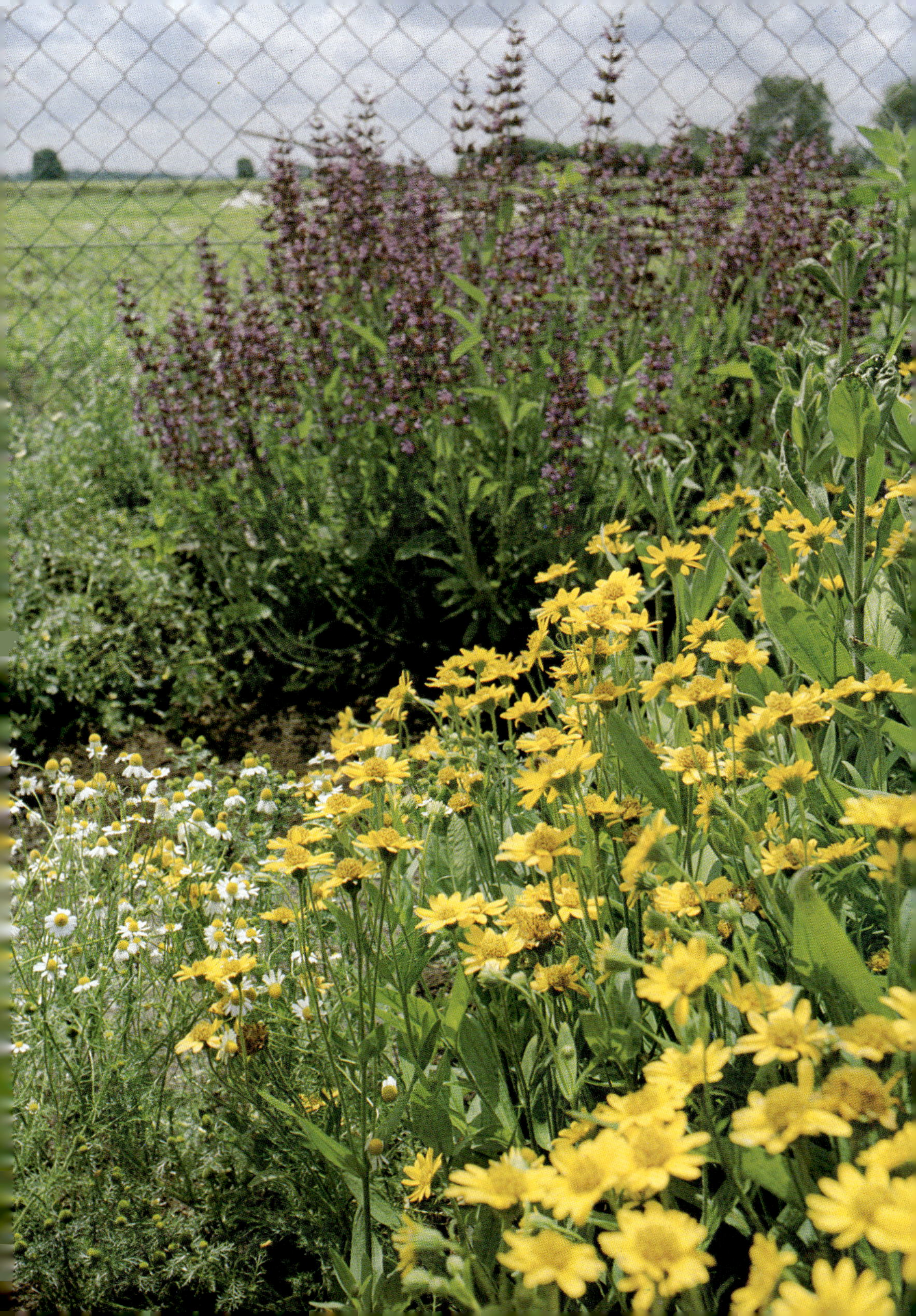

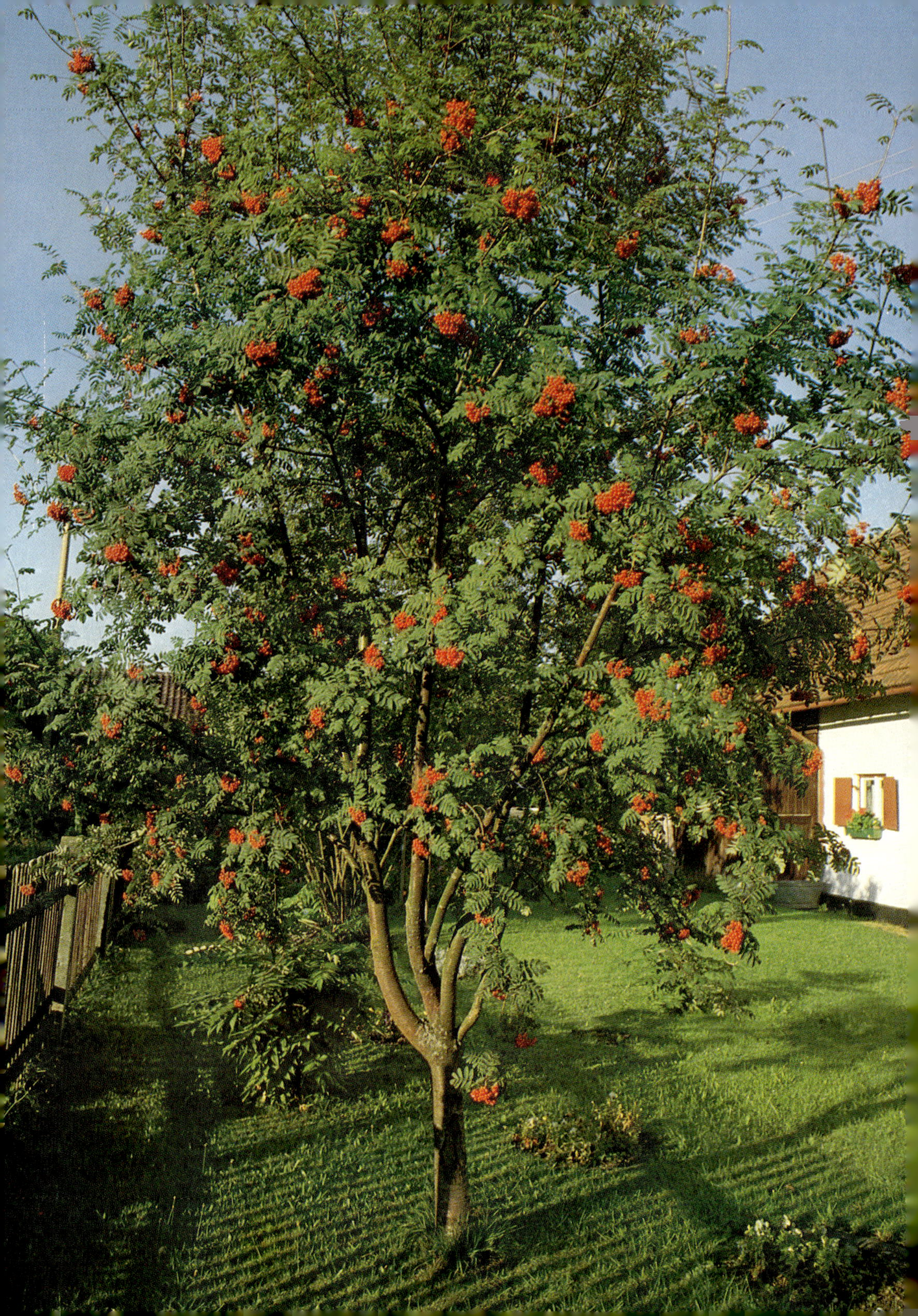

◁ *Die Eberesche mit ihren roten Beeren kann bis zu 15 m hoch werden.*

Pumpe erleichtert das Verteilen des Wassers mit dem Schlauch, wenn Ihnen Schöpfen und Kannen-Tragen aus irgendwelchen Gründen zu mühsam sind. Da die Wasserpreise weiter steigen werden – Sie wissen das sicher auch aus Zeitungsmeldungen –, sind diese beiden Anschaffungen eine Überlegung wert.

**Wie oft ist zu gießen?** Das wird man immer wieder gefragt, aber es gibt kein Rezept dafür, nur ein paar Grundregeln: Die Erde soll immer feucht sein, aber nie naß. Von Zeit zu Zeit muß durchdringend gegossen werden, damit keine Trockenzonen im Wurzelbereich entstehen. Stark torfhaltige Erden (beispielsweise TKS) nehmen nur sehr schwer Wasser auf, wenn sie ausgetrocknet sind. Passiert das einmal, dann hilft nur Tauchen – Einsetzen des Topfes in einen Behälter mit Wasser bis 1 cm über dem Topfrand – und zwar so lange, bis keine Luftblasen mehr aufsteigen. Aber so weit kommt es sicher nicht, wenn Sie Ihre Pflanzen richtig beobachten. Bei Einheitserde (Frux), die Tonanteile enthält, besteht eher die Gefahr des Vernässens bei unsachgemäßem, also zu reichlichem und zu häufigem Gießen.

Ganz allgemein läßt sich sagen, daß tägliches Gießen bei Gefäßpflanzen und im Freiland, ob oberflächlich oder reichlich, meist mehr schadet als nützt. Es ist nur bei hohen Temperaturen (etwa ab 24° C im Schatten) und austrocknenden Winden angebracht.

Im Garten brauchen Sie vergleichsweise weniger zu gießen, wenn der Boden durch häufiges leichtes Durchziehen mit einer Ziehhacke locker gehalten wird. So werden nämlich die haarfeinen Röhrchen (Kapillaren) unterbrochen, durch die das im Boden gespeicherte Wasser verdunstet.

Im Gefäß trocknen Pflanzen schneller aus als im Garten und werden schneller zu naß – wegen des sehr begrenzten Raums für die Wurzeln. Man kommt also nicht darum herum, Gefäßpflanzen noch genauer zu beobachten als Pflanzen im gewachsenen Boden und sie nach Bedarf mit Wasser zu versorgen.

Eine Blähton-Schicht von 2 bis 3 cm am Gefäßboden unter der Erde kann etwas Wasser speichern und wieder abgeben.

**Allzuviel ist ungesund.** Stehen Pflanzen längere Zeit zu naß, dann verfaulen die Wurzeln. Die Blätter werden gelb – das kann allerdings auch andere Gründe haben – und oft gibt es keine Rettung mehr. Verfaulte Wurzeln können kein Wasser aufnehmen und, so paradox das klingt, die Pflanzen vertrocknen nun.

Um das zu verhindern, legen Sie auf den Boden des Gefäßes Tontopfscherben oder füllen eine Schicht aus grobem Sand und Kieselsteine in die Topfuntersetzer. So kann überflüssiges Wasser abziehen.

Bei anhaltend naßkalter Witterung sollten Sie Gefäße im Freien unter Dach stellen, zum Beispiel auf eine überdachte Terrasse.

## Wasserversorgung im Urlaub

Für die Versorgung der Pflanzen während des Urlaubs läßt sich nach meiner Erfahrung häufig mit Nachbarn ein Abkommen auf Gegenseitigkeit treffen. Ist das nicht möglich, dann wässert man den Garten direkt vor der Abreise noch einmal gründlich (wenn das nicht der Regen besorgt hat), gibt also pro Quadratmeter Boden 20 bis 30 l Wasser – das sind zwei bis drei große Kannen (10 l) voll. Vielleicht haben Sie dann in den nächsten Wochen Glück und es regnet in den richtigen Abständen.

**Gefäßpflanzen** allerdings können nicht sich selbst überlassen werden. Sie kommen zwar mit wenig Wasser aus, wenn sie an halbschattiger Stelle bis zum Topfrand in den Boden eingesenkt werden, aber bei anhaltender Trockenheit können sie auch hier Schaden leiden. Vielleicht entschließen Sie sich zur Anschaffung einer automatischen Bewässerungsanlage (beispielsweise »Beta«

der Firma Beckmann, Adresse →Seite 113), die Ihnen auch außerhalb der Urlaubszeit die Pflanzenpflege erleichtert und sich natürlich nicht nur für Heilpflanzen eignet.

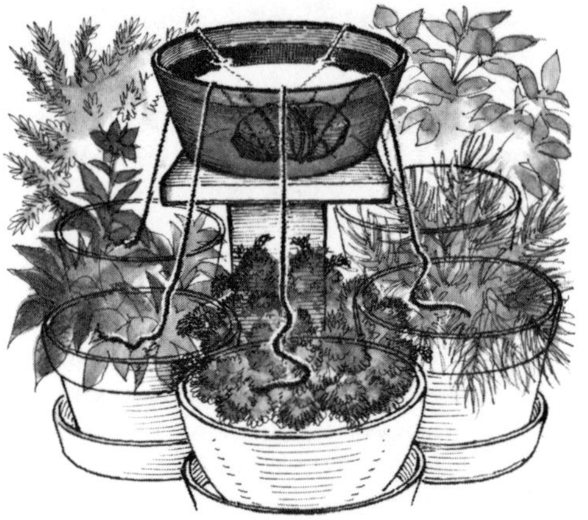

*Die einfachste Bewässerungsmethode für Balkonpflanzen: Dicke Wollfäden leiten das Wasser aus der erhöht stehenden Schale in die Pflanzgefäße. Probieren Sie diese Methode vor Ihrem Urlaub erst aus!*

## Die biologisch richtige Düngung

Jede Pflanze braucht zum Leben außer Licht und Wasser anorganische Stoffe (→Assimilation, Seite 13). Aus den Gesteinsanteilen des Bodens, aus abgestorbenen Pflanzenteilen, Klein- und Kleinstlebewesen werden durch Witterungseinflüsse und die Tätigkeit vieler Mikroorganismen Mineralien herausgelöst, die die Wurzeln nun aufnehmen können. Bei besonders intensiver und einseitiger Bodennutzung, wie sie vielfach in Landwirtschaft und Erwerbsgartenbau betrieben wird, sind verbrauchte Nährstoffe und Humusteilchen nicht rasch genug durch solche Umsetzungsprozesse zu ersetzen; in diesen Fällen wird zusätzliche mineralische Düngung nötig. Im Hausgarten kann man oft mit organischer Düngung allein auskommen.

Pflanzen im Gefäß allerdings sind wegen des geringen Erdraums eigentlich immer auf zusätzliche (meist auch mineralische) Düngergaben angewiesen, weil die Nährstoffe in der Gefäßerde rasch verbraucht sind.

Heilpflanzen im Garten kommen im allgemeinen mit organischer Düngung allein aus: mit Kompost, Flächenkompost, Gründüngung, verrottetem Stallmist, organischen Handelsdüngern.

Über **Kompost** haben Sie schon das Wichtigste gelesen (→Seite 13) und wissen, daß er die »Kernnährstoffe« Stickstoff, Phosphorsäure, Kali und Kalk neben anderen wichtigen Mineralien in der für Heilpflanzen bekömmlichen Menge enthält.

**Flächenkompost** entsteht, wenn gesunde, von Pflanzenkrankheiten und -schädlingen freie Ernterückstände zum Abdecken des Bodens zwischen den Pflanzen genutzt und später untergehackt werden. Nehmen Sie aber bitte Kohlstrünke und Spargelkraut auch dann nicht, wenn sie gesund erscheinen; Krankheits- und Schädlingsbefall an diesen Pflanzen sind nämlich vom Laien nicht leicht zu erkennen und durch sie infizierter Kompost kann dann Grund für ausgebreitete Pflanzenschäden und schlechte Ernten sein.

Das **Abdecken,** das die Erde (Krümelstruktur) und die Bodenorganismen darin vor Zerstörung durch Sonnenbestrahlung, austrocknende Winde und Platzregen schützt, nennt man auch **Mulchen.**

Unter **Gründüngung** versteht man Einarbeiten (Einhacken oder flaches Untergraben im Herbst) von nur zu diesem Zweck gesäten Pflanzen. Von lang anhaltender regenerierender Wirkung auf den Boden ist Gelbsenf, der das Jahr über bis etwa Mitte September gesät werden kann, breitwürfig und dicht. Wenn die Pflänzchen handhoch sind, hackt man sie ab und läßt das Grün als Bodenbedeckung liegen. Spätaussaaten (zwischen dem 1. und 15. September) erfrieren im Winter, brauchen also nicht abgeschnitten zu werden. Senf wird weder von Vögeln noch von Schnecken gefressen, eignet sich aber nicht für Gärten, in denen Kohlhernie vorkommt oder vorgekommen ist, eine Wurzelkrankheit mit fleischigen, knolligen Verdickungen bei Kohlarten, Rettichen, Radies und anderen Kreuzblütlern, also auch bei Senf. Weitere Gründüngungspflanzen für den Hausgarten sind: Zottelwicken, Kleearten, Hafer, Gerste, Roggen – alle zur Saat im Juli/August. Außerdem gibt es Samenmischungen zur Gründüngung in Portionspakkungen im Fachgeschäft und bei der Firma Sperling (Adresse →Seite 113). Gründüngungspflanzen wirken zunächst durch die Beschattung abgeernteter Flächen günstig auf das Bodenleben, nach dem Einarbeiten oder Absterben (Abfrieren) reichern sie den Boden durch die Zufuhr von Humus- und Nährstoffen aus dem abgestorbenen Pflanzengewebe an.

**Stallmist** von Kühen, Pferden, Schafen, Kaninchen, Hühnern, Tauben sollte vor der Verwendung unbedingt gut verrotten – am besten setzen Sie ihn dem Komposthaufen zu.

**Organischer Handelsdünger,** den man abgepackt kaufen kann, wirkt wie andere organische Düngung. Die gleich verfügbaren Nährstoffmengen sind gering, Kali fehlt in den meisten Düngern, in Guano und Urgesteinsmehl aber ist etwas enthalten. Schäden durch Überdüngung gibt es hier nicht. Die Nährstoffe werden erst nach und nach in eine für die Pflanzen aufnehmbare Form gebracht: Bodenbakterien und Klimafaktoren zerlegen organisches Material in seine mineralischen Bestandteile, die dann von den Wurzeln aufgenommen werden können.

**Organische Handelsdünger mit mineralischem Zusatz** enthalten Kali, das sonst oft als Einzeldünger (Kalimagnesia oder Thomasmehl) zusätzlich gegeben werden muß.

**Torf,** obwohl als »Düngetorf« angeboten, enthält keinerlei Pflanzennahrung oder Bodenleben, ist aber ein guter Nährstoffträger. Sie können ihn als Zusatz zur Lockerung schwerer Böden und zum Bindigmachen sandiger Böden verwenden – denselben Zweck erfüllt aber auch guter Kompost. Torf wurde in den vergangenen Jahren stark abgebaut, ist deshalb rarer und teurer als früher und sollte auch aus diesem Grund im Garten weniger verwendet werden.

Als Bestandteil von Fertigerden wie TKS, Frux und Plantahum, die zur Anzucht und für Gefäßpflanzungen gebraucht werden, ist er vorläufig noch unentbehrlich.

**Blaukornvolldünger** (mineralische gekörnte Volldünger ohne das für die meisten Pflanzen schädliche Chlor) enthalten alle Kernnährstoffe, also Stickstoff (N), Phosphorsäure ($P_2O_5$) und Kali ($K_2O$), die meisten auch Spurenelemente, Stoffe, die zwar nur in kleinsten Mengen gebraucht werden, aber unentbehrlich sind. Die Kernnährstoffmengen der Blaukornvolldünger liegen stets höher als die der organischen Dünger und sind rascher verfügbar. Bei Überdüngung kommt es zu Schäden an Pflanzen und Bodenleben.

Für Heilpflanzen, die, vor allem im Gefäß, mit mineralischer Düngung versorgt werden, müssen die nötigen Gaben aufgeteilt werden in

**Grunddüngung,** die vor Saat oder Pflanzung in den Boden eingebracht wird (die Vorratsdüngung in Fertigerden ist auch eine Art Grunddüngung), und

**Kopfdüngung** oder Nachdüngung, die nach Saat oder Pflanzung gegeben wird, einmal oder mehrmals. Trotz der Bezeichnung »Kopfdüngung« darf sie nicht »auf den Kopf« der Pflanzen gegeben werden, sie darf überhaupt nicht mit der Pflanze in Berührung kommen, weil dadurch die grünen Pflanzenteile »verbrennen«, also braune Stellen bekommen und absterben würden. »Kopfdüngung« also bitte immer auf die Erde um die Pflanzen streuen!

Alle mineralischen Dünger wirken nur in reichlich mit Humus versorgten Erden optimal. Kompost- oder Gartenerde wird – wenn überhaupt – erst gedüngt, nachdem darin pikierte oder eingesetzte Pflanzen schon etwas gewachsen sind, nicht eher!

Bei Frux ED 73 reicht der Nährstoffvorrat für etwa acht Wochen, weil Stickstoff mit Langzeitwirkung enthalten ist, langsam an die Pflanzen abgegeben und nicht beim Gießen aus dem Gefäß heraus oder im Garten in den Untergrund »ausgewaschen« wird.

Bei nicht dauergedüngten Substraten wie TKS 1 muß vier bis fünf Wochen nach Saat oder Pflanzung mit der Nachdüngung begonnen werden. Dafür eignen sich besonders gut **voll wasserlösliche Nährsalze,** beispielsweise Hakaphos, Mairol, Poly-Crescal, die in Wasser gelöst gegeben werden, oder die teureren **Flüssigdünger** wie Substral, Gabi plus, Mairol flüssig, die dem Wasser nach Vorschrift beizumischen sind.

**Gekörnte Blauvolldünger** verwendet man im Garten, wenn dort mineralische Düngung notwendig ist. Streuen Sie die Körner möglichst gleichmäßig aus; es darf dabei nichts auf die Pflanzen oder in ihre unmittelbare Umgebung (Wurzelhals) gebracht werden, denn Pflanzengewebe stirbt ab, wenn es mit mineralischem Dünger in Berührung kommt.

**Wichtig:** Erde muß vor dem Düngen mit Wasser durchfeuchtet werden!

Nach langen, ausgiebigen Regenfällen brauchen Gefäßpflanzen meist eine leichte Düngergabe, da vor allem Stickstoff »ausgewaschen« wird.

In den Pflanzenporträts finden Sie, soweit nötig, Hinweise für die mineralische Düngung. Dabei sind Gramm pro Quadratmeter immer als g/qm (bei gestreuter Düngung), Gramm pro Liter immer als g/l (bei flüssiger Düngung) abgekürzt.

Ihr theoretisches Wissen wird mit der Zeit durch genaue Beobachtung und praktische Erfahrung ergänzt. Sie lernen sehen, wann Ihre Pflanzen Nahrung brauchen.

# So wird gesät, gepflanzt, gepflegt

## Die Aussaat

**Vor der Saat** setzen Sie das mit dem Substrat (der Erde) gefüllte Gefäß fest auf – schon dadurch sackt die Erde etwas zusammen – und drücken sie rundherum an den Rändern an, bitte nicht auf der ganzen Oberfläche. Zum Schluß liegt, wenn Sie es richtig gemacht haben, die Erde eben und genügend dicht, aber nicht »zementiert«, $1/2$ bis 1 cm unterhalb des Gefäßrandes. Sie ziehen nun $1/2$ cm tiefe Rillen, jeweils 2 bis 3 cm voneinander entfernt. Sehr feine Samen allerdings werden nicht in Rillen, sondern immer breitwürfig gesät (→unten).
**Draußen im Garten** ziehen Sie im oberflächlich gelockerten, abgerechten, mit Kompost und Torf verbesserten Land flache, 2 bis 3 cm tiefe Rillen (Ausnahmen sind in den Pflanzenporträts angegeben). Sehr trockenen Boden einige Stunden vor der Saat gründlich gießen.
**Vorkultur** nennt man Aussaat und meist auch erstes Verpflanzen »unter Glas«, also im Haus, Gewächshaus oder Frühbeet. Sie ist nötig bei Pflanzen, die langsam heranwachsen und zugleich wegen ihrer Frostempfindlichkeit in unseren Breiten erst spät im Frühjahr im Garten, auf Balkon oder Terrasse existieren können.
**Die Aussaat:** Damit jede Keimpflanze genügend Platz vorfindet, sät man so, daß zwischen den Samen in der **Rille** und bei **breitwürfiger Saat** von Samen zu Samen nach allen Seiten hin etwas Raum bleibt. 3 bis 4 mm genügen für sehr feine Körnchen, gröbere sollten entsprechend weiter voneinander entfernt liegen. Das »Zuviel«, das dann doch allzu dicht aufgeht (zu dicht nebeneinander keimt), weil niemand millimetergenau arbeiten kann, wird später herausgezogen oder abgeschnitten.
**Auch manche Gehölze lassen sich durch Samen vermehren.** Da es aber viele Jahre dauert, bis sie heranwachsen und endlich geerntet werden kann, sollten Sie besser Pflanzen kaufen, in einer Baumschule oder im Garten-Center.

Wer weder verpflanzen (→Seite 25) noch verziehen möchte, sät im Frühbeet und auf dem Gartenbeet mit der genau einstellbaren, einreihigen kleinen Sembdner-Handsämaschine und unter Glas in Jiffys oder andere kleine Töpfe (→Seite 9), zwei bis drei Samen je Topf. Der kräftigste Sämling bleibt stehen, die beiden anderen werden abgeschnitten oder mit den Fingernägeln abgeknipst. Jiffys können später, gut durchfeuchtet und etwas »angerissen«, mit ausgepflanzt, bei anderen Töpfen muß der durchfeuchtete Ballen vor der Pflanzung herausgenommen werden (→Zeichnung Seite 27).
**Nach der Saat** wird leicht angedrückt, im Gefäß mit einem Brettchen, draußen mit dem umgedrehten Rechen. Nach vorsichtigem Gießen mit feiner Brause oder einer Blumenspritze deckt man Samen im Topf mit einer dünnen Erdschicht ab, im Garten zieht man die Rillen zu. Sehr feine Samen werden lediglich angedrückt und nicht mit Erde bedeckt. Bis zur Keimung kann aber ein Stückchen passend zugeschnittene »wachsende Folie« aufgelegt werden, damit Erde und Samen nicht austrocknen. Es kommt nämlich nun alles darauf an, die Erde gleichmäßig feucht zu halten, um den Keimvorgang nicht zu unterbrechen, den Keimling nicht zu schwächen oder absterben zu lassen. Wenn die Keimblättchen zu sehen sind, bitte etwas weniger feucht halten, damit nichts fault, also vorsichtiger gießen und besonders die Sämlinge im Zimmer sehr hell stellen. Schlecht belichtete Pflanzen wachsen nicht gedrungen wie gut belichtete, sie sind vielmehr wie langgezogen, dazu blaß und schwächlich.

## Pikieren und Verziehen

Wenn das Blattpaar nach den Keimblättchen völlig ausgebildet ist, kann auseinandergepflanzt werden. Pflanzen entwickeln sich ja nur dann zufriedenstellend, wenn sie genug Platz haben. Man nimmt die Sämlinge nach vorsichtigem Lockern der Erde mit dem Pikierholz behutsam aus dem Saatgefäß heraus und setzt sie in einem Abstand von etwa 4 bis 5 cm in eine andere Schale, das Frühbeet, einzeln in Töpfchen oder auf ein Beet – je nach Art. Wichtig ist es, die Wurzeln zu schonen und sie mit möglichst viel anhängender Erde, dem »Ballen«, ganz gerade in die Erde zu bringen. Schalen und Töpfe sind vorzubereiten, wie es unter »Vor der Saat« (→Seite 23) beschrieben ist.

**Vor dem Pikieren** gießen Sie die Sämlinge im Saatgefäß noch einmal gründlich. Danach bitte mindestens zwei Stunden warten, damit die Wurzeln das Wasser aufnehmen können. Das Pflanzloch, in das der Sämling bis an die Keimblätter gesetzt wird, muß so tief sein, daß die Wurzeln senkrecht ausgestreckt darin Platz haben, ohne zu knicken oder zu brechen. Notfalls kann man sie ganz wenig einkürzen, also etwas abschneiden oder mit den Fingernägeln abzwicken. Die Wurzeln

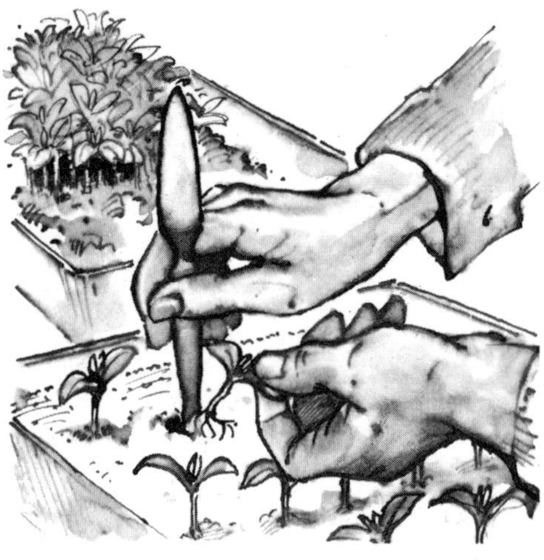

*So wird pikiert (vereinzelt): Den Sämling vorsichtig aus dem Anzuchtgefäß herausnehmen und in das vorgestochene Loch setzen. Durch leichtes Andrücken der Erde geben Sie ihm Halt.*

müssen Halt und »Erdfühlung« haben, fest sitzen, ohne einbetoniert zu sein. Das wird erreicht, indem man die Erde, vom Grund des Pflanzloches beginnend, vorsichtig nach oben hin an die Wurzeln andrückt.

Nach dem Pflanzen wird fein überbraust, aber so, daß die Erde richtig durchfeuchtet ist. Verwenden Sie je nach Zartheit der Pflanzen eine kleine Kanne mit feinstrahliger Brause oder eine der üblichen Blumenspritzen (im Fachhandel). Danach die Pflanzen einige Tage halbschattig halten, wenigstens aber ohne direkte Sonnenbestrahlung. Gleichmäßige Feuchtigkeit, nicht Nässe, ist wieder wichtig.

Nach der Saat an »Ort und Stelle«, also dort, wo die Pflanzen auf Dauer bleiben sollen, zieht man von zu dicht stehenden Pflänzchen einfach einige heraus, um Platz zu schaffen. Diesen Vorgang nennt man **»Verziehen«** oder **»Vereinzeln«.** Auch hier bitte vorher und nachher gießen.

## Schattieren

Schatten läßt sich schaffen durch Auflegen von Schattenleinen, fabro Schattierfolie (Euflor, im Fachhandel) oder durch gleichmäßig verteilte Mehlkleckse (Mehl mit kaltem Wasser verrührt) auf Frühbeetfenstern. Für Anzuchtbeete können Sie Schattenleinen und Folie über leichte Holzrahmen legen und so befestigen, daß sie nicht wegfliegen.

## Abhärten

In Haus und Frühbeet oder unter Folie (fabro wachsende Folie, Euflor) herangezogene Pflanzen müssen vor dem Auspflanzen langsam an ungünstigere Temperaturen und stärkere Lichteinstrahlung gewöhnt werden. Man stellt sie deshalb tagsüber ins Freie, aber stets windgeschützt und in den ersten Tagen halbschattig. Daß Abhärtung nicht bei frostigem Wetter und kaltem Dauerregen beginnen soll, versteht sich von selbst.

## Auspflanzen

Reihen- und Pflanzabstand für die einzelnen Arten werden in den Pflanzenporträts angegeben – beispielsweise 25×20 cm: Die erste Zahl bezeichnet den Abstand der Reihen, die zweite den Abstand der Pflanzen voneinander innerhalb der Reihe.

Vorbereitungen, »Pflanz-Technik« und anschließende Maßnahmen entsprechen denen des Pikierens (→Seite 23). Sie brauchen nur ein größeres Pflanzholz.

## Umtopfen oder Umpflanzen

In kleinen Töpfchen vorgezogene Heilpflanzen setzen Balkon- und Terrassengärtner schließlich in das endgültige Gefäß. Zuvor muß der Topfballen aus dem alten Topf gelöst werden: Topf mit der linken Hand umdrehen, die rechte hält die Pflanze zwischen Zeige- und Mittelfinger, Topfrand leicht auf die Tischkante stoßen, Ballen aus dem Topf in die rechte Hand gleiten lassen. Jetzt können Sie in ein neues Gefäß setzen wie auf Seite 24 beschrieben. Hinweise auf die richtige Gefäßgröße für die einzelnen Arten finden Sie in den Pflanzenporträts. Die Topfgröße ist übrigens immer gemäß dem oberen inneren Durchmesser des Topfes angegeben.

## Die Teilung von Stauden

Ausdauernde krautige Heilpflanzen (Stauden) lassen sich außer durch Saat meist auch durch Teilung vermehren, im Frühjahr nach dem Austrieb oder im September/Oktober. Beim Ausgraben müssen die Wurzeln der Teilpflanzen geschont werden, weil jede neue Pflanze reichlich gesunde Wurzeln zum Anwachsen braucht. Alle Triebe der Teilpflanzen kürzen Sie etwa um die Hälfte.

Trockene Pflanzen wachsen nicht gut an. Deshalb gießen Sie die Stauden vor dem Ausgraben gründlich oder stellen sie nach dem Ausgraben für etwa zwei Stunden mit dem Wurzelballen in ein wassergefülltes Gefäß. Erst danach sind die Pflanzen zu teilen (aus einer Pflanze werden nun zwei bis drei Teilpflanzen) und möglichst rasch zu pflanzen. Es muß angegossen, bei warmem, sonnigem oder windigem Wetter sollte auch mit Wasser besprüht werden.

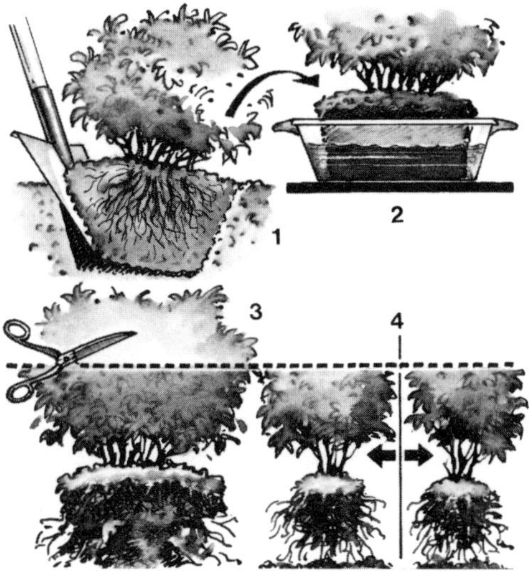


*So teilen Sie Stauden richtig: Graben Sie die Staude vorsichtig mit viel Erde aus (1) und setzen sie mit dem Wurzelballen etwa zwei Stunden in Wasser. (2). Danach kürzen Sie die Triebe um etwa die Hälfte (3) und teilen die Staude, je nach Größe, in zwei oder drei Teilpflanzen.*

**Stecklinge:** Einige ausdauernde krautige Heilpflanzen, aber auch manche Gehölze lassen sich gut durch Stecklinge vermehren. Dazu nimmt man ab Juni 5 bis 7 cm lange Triebe, die schon etwas fest, aber noch nicht verholzt sind. Kurz unter einem Blattknoten schneiden Sie den Trieb, ohne ihn zu quetschen, glatt durch. Vom untersten Blattpaar bleiben nur die Stengelansätze stehen. Tauchen der Schnittfläche in das Bewurzelungsmittel »Wurzelfix« beschleunigt die Wurzelbildung.

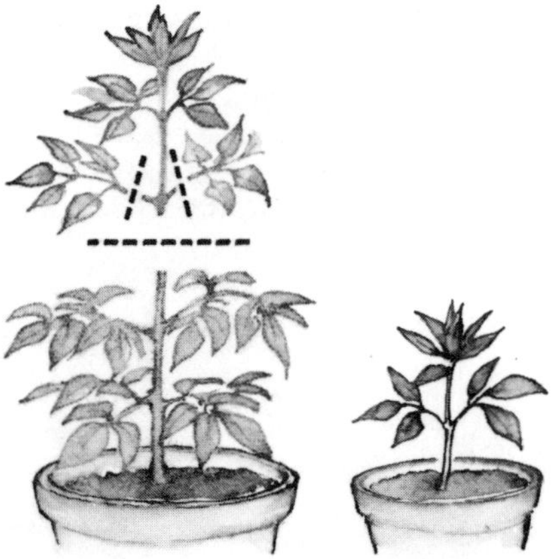

*So vermehren Sie durch Stecklinge: Feste, aber noch nicht verholzte Triebe unter einem Blattknoten glatt abschneiden, in »Wurzelfix« tauchen und fest in vorbereitete Erde stecken.*

Gesteckt wird in Töpfchen mit reichlich feuchtem TKS 1 und Perlite oder einem Torf-Sand-Gemisch im Verhältnis von 1:1, fest und 1/2 cm tief. Stülpen Sie einen durchsichtigen Plastikbeutel (Frühstücksbeutel) als »Mini-Gewächshaus« darüber, so, daß wenigstens 2 cm Raum über den Stecklingsspitzen bleibt. Der unbewurzelte Trieb kann nur wenig Wasser aufsaugen, verdunstet aber nach wie vor Feuchtigkeit, die sich an der undurchlässigen Plastikhaut niederschlägt. Die Luft um die Pflanze herum bleibt auf diese Weise wassergesättigt. Dadurch wird verhindert, daß der Trieb welkt, was ein normales Arbeiten der Zellen unmöglich machen, Bewurzelung und Wachstum verhindern würde.

Nachgießen ist nur von Zeit zu Zeit nötig, dann, wenn die Erde auszutrocknen beginnt. **Bester Standort für Stecklinge** ist ein helles Nord- oder Nordostfenster. Die **Temperatur** sollte möglichst um 18 bis 20° C liegen. Sind Stecklinge bewurzelt – man merkt es daran, daß sie zu wachsen beginnen –, entfernen Sie bitte den Plastikschutz, gewöhnen an frische Luft und pflanzen nach draußen oder in Töpfe und Kästen für Balkon und Terrasse.

**Eintopfen:** Beim Eintopfen hält man die Pflanze mit einer Hand über der Mitte der Topföffnung – der Wurzelansatz befindet sich dabei gut 1 cm unterhalb des Topfrandes –, während die andere Hand von den Seiten her Erde einfüllt, die durch mehrmaliges festes Aufsetzen des Topfes zusammenrutscht. Zum Schluß wird (wie schon auf Seite 23 beschrieben) rundum am Topfrand angedrückt. 1 cm unter dem Topfrand muß als Gießrand erdfrei bleiben.

**Entspitzen:** Viele Pflanzen verzweigen sich besser, wenn man die Triebe ein- bis zweimal etwas einkürzt, ihnen die »Köpfe« nimmt. Solange nämlich der Haupttrieb (= Mitteltrieb) nicht gekürzt ist, sind die Seitentriebe in ihrer Entwicklung gehemmt.

## Die Pflanzung von Gehölzen

Die Pflanzung von Laubgehölzen – einige sind für den Anbau im Garten als Heilpflan-

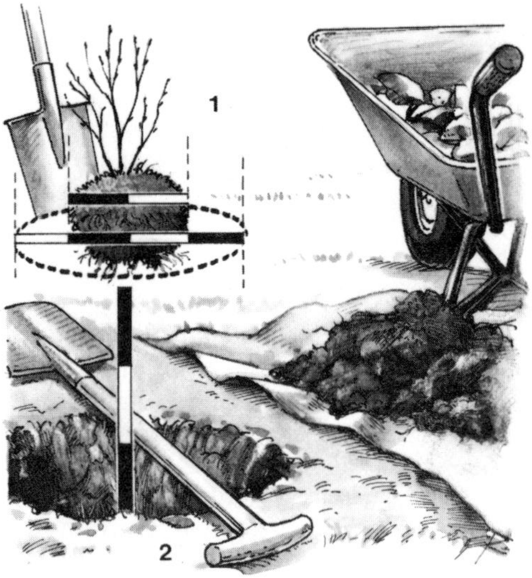


*Vorbereitung der Pflanzgrube für Gehölze: Die Erde sollte bereits Wochen vor der Pflanzung ausgehoben werden, der Durchmesser der Grube muß größer sein als der Ballen (1). Kurz vor der Pflanzung wird die Grube mit Kompost aufgefüllt (2).*

zen gut geeignet – ist ein besonderes Kapitel, das einer genauen Erklärung bedarf:
**Pflanzzeit:** Beste Pflanzzeit ist der Herbst (Oktober/November), nach dem Laubfall und solange der Boden noch nicht gefroren ist. Um diese Zeit sind die Triebe genügend »ausgereift«, das heißt verholzt und dadurch weniger als noch weiche Äste und Zweige in Gefahr, während des Winters zu erfrieren. Windstilles Wetter mit Bewölkung und höherer Luftfeuchtigkeit ist ideal, weil Trokkenheit auch Gehölzen schadet.
**Ballen- und Containerpflanzen:** Kaufen Sie nach Möglichkeit Ballenpflanzen, weil sie besser und leichter anwachsen. **Wichtig:** Das Ballentuch wird nicht entfernt, aber die Verknotung am Wurzelhals muß unbedingt vor dem Pflanzen gelöst werden. Versäumen Sie das, dann schneidet das befestigte Tuch immer tiefer in den wachsenden Stamm ein und unterbricht den Saftstrom. Das Gehölz kümmert und geht schließlich ein.

Auch Gehölze aus Töpfen oder Folienbeuteln (Containern), die natürlich ohne Behälter gesetzt werden, wachsen meist besonders rasch an.
**Bodenvorbereitung und Bodenverbesserung:** Nach vorangegangenen Baumaßnahmen oder bei anderen verdichteten Böden sollte möglichst großflächig gelockert werden (rigolt = drei Spatenstiche tief gegraben). Sonst können die Wurzeln des wachsenden Gehölzes nach einiger Zeit die seitlichen Ränder und den Boden der Pflanzgrube nicht durchbrechen, die Folge davon: das Wachstum stockt. Bei diesen Arbeiten entfernen Sie auch gleich Steine und Wurzelunkräuter (Quecke, Giersch, →Seite 32).

Auch die Verbesserung des Bodens geschieht am besten großflächig: Man verteilt auf 100 qm Boden 4 gut durchfeuchtete Preßballen Düngetorf, etwa 8 dz verrotteten Stallmist oder eine entsprechende Menge Kompost. Bäume und Sträucher brauchen im vorbereiteten und verbesserten Boden eine Pflanzgrube, die reichlich dem Umfang

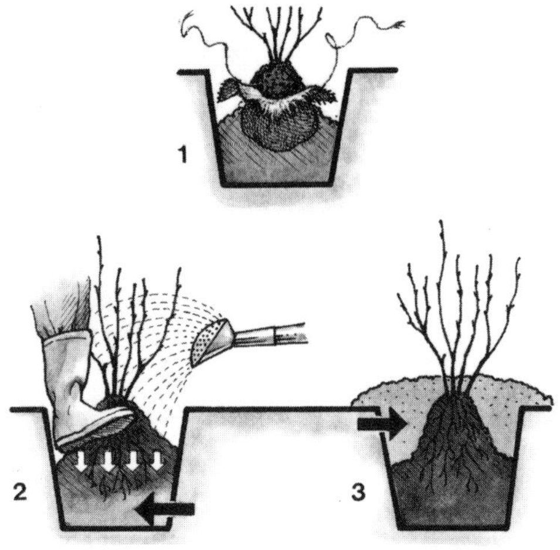


*So werden Gehölze gepflanzt: Das Gehölz mit dem geöffneten Ballentuch in die vorbereitete Pflanzgrube setzen (1). Die Grube zu zwei Dritteln mit Erde füllen, »mit Gefühl« antreten (2) und, unter Angießen, so lange Erde nachfüllen, bis rund um die Pflanze ein kleiner Wall entstanden ist (3).*

des Wurzelballens entspricht. Für Hecken hebt man keine Einzellöcher aus, sondern einen Graben in Länge der vorgesehenen Pflanzung, um möglichst viel organische Düngung (Kompost) einbringen zu können.

Damit die Erde sich wieder »setzen« kann, werden Pflanzloch oder Graben schon Wochen vor der Pflanzung ausgehoben.
**Behandlung der Gehölze vor der Pflanzung:** Gleich nach der Ankunft sollen alle Gehölzpflanzen in den Schatten gebracht, die Wurzeln (der Ballen) angefeuchtet und feucht gehalten werden. Schutz durch feuchte Säkke oder Decken wirkt sich günstig aus. Vergeht zwischen Lieferung und Pflanzung mehr als ein Tag, müssen ballenlose Pflanzen – manchmal bekommt man nichts anderes – in feuchte Erde eingeschlagen (= behelfsmäßig eingepflanzt) und tüchtig gewässert werden. Vor der Pflanzung sollen die Wurzeln sich zwei bis drei Stunden lang mit Wasser vollsaugen können.

**Pflanzschnitt:** Unmittelbar vor der Pflanzung schneiden Sie bitte verletzte, geknickte oder angefaulte Wurzelteile weg, lassen aber alles Gesunde unberührt. An Gehölzen ohne Ballen werden schwache Triebe bis zum Ansatz entfernt, die übrigen etwa um die Hälfte eingekürzt. Bei Ballenpflanzen schneidet man abgebrochene oder auf andere Weise

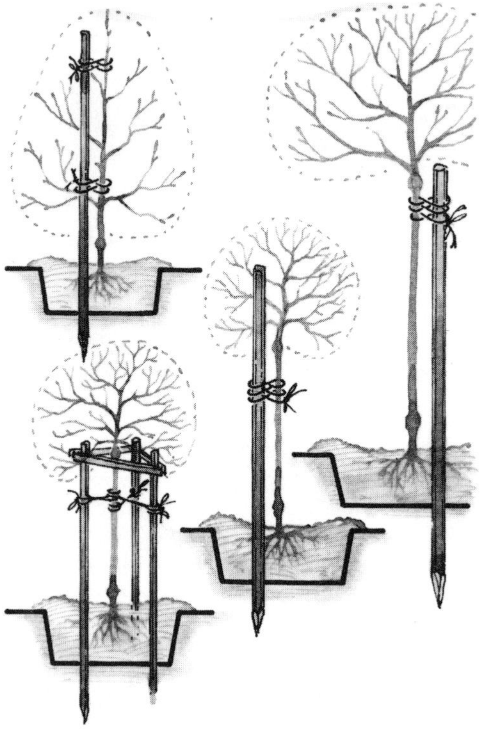

*Je nach Wuchsform können Sie Gehölze auf unterschiedliche Weise befestigen; wichtig ist, daß sie einen guten Halt haben.*

beschädigte Zweige bis zum Ansatz und kürzt die anderen um ein Viertel ihrer Länge. Junge Heckenpflanzen von Laubgehölzen schneidet man im ganzen um ein Drittel zurück, damit sie sich beim Austrieb im Frühjahr vom Boden an dicht und gleichmäßig verzweigen.

**Befestigung der Gehölze:** Größere Sträucher und kleinere Bäume bekommen für die ersten Jahre einen Haltepfahl. Für Pflanzen ohne Ballen wird er senkrecht in das noch leere Pflanzloch eingeschlagen. Bei Ballenpflanzen schlägt man ihn – mit dem angespitzten Ende zum Baum zeigend, mit dem oberen Teil demgemäß baumabgewandt, schräg zur Hauptwindrichtung – außerhalb der Pflanzgrube in den Boden, dort steht er fester als im relativ lockeren Erdreich des Pflanzloches. Zum Anbinden verwendet man Baumbänder, die es im Handel gibt, Seile oder zerschnittene Fahrradschläuche. Angebunden wird so, daß sich der Stamm nicht am Pfahl wundreibt und so locker, daß er der sich setzenden Erde folgen kann. Größere Bäume müssen besonders gut verankert sein: Man schlägt drei kurze Pfähle im Dreieck um den Baum herum ein und spannt kunststoffummantelte Drähte zwischen Stamm und Pfahl in Form eines Zeltes. Der Stamm wird vor dem Befestigen der Drähte durch einen »Gummimantel« aus Auto-, Fahrrad- oder Gartenschlauchstükken geschützt.

**Die Pflanzung:** Zur Pflanzung sollte man zu zweit sein – einer muß das Gehölz richtig halten, der andere die Erde auffüllen und mit Wasser einschwemmen.

Da die Erde im Pflanzloch noch locker liegt und erst später wieder zusammensackt, werden Baum und Strauch etwas höher gesetzt als sie später stehen sollen. Dann wird Erde eingebracht und das Gehölz leicht gerüttelt, damit auch genug Erde zwischen die Wurzeln gelangt – es dürfen keine Hohlräume entstehen. Die Erde zum Auffüllen – nur an den Seiten, nie im direkten Wurzelbereich! – vermischen Sie mit Kompost, organischen Volldüngern, außerdem, wenn verfügbar, mit etwas gut verrottetem Stallmist und feuchtem Torf. Ist das Pflanzloch zu zwei Dritteln gefüllt, bitte rundum »mit Gefühl« antreten (→Zeichnung Seite 27) und dann durchdringend, aber vorsichtig (mit langsam fließendem Wasserstrahl, nicht mit der Brause) wässern. Danach wird Erde randvoll gefüllt, wieder gegossen bis sie zusammensackt, noch einmal Erdreich nachgefüllt und ein kleiner Erdwall als »Gießrand« rund um die Pflanzen errichtet; so kann das bei Trockenheit zu verabreichende Wasser nicht wegfließen. Wenn Sie alles richtig gemacht haben, steht das Gehölz nun fest und so hoch wie vorher in der Baumschule.

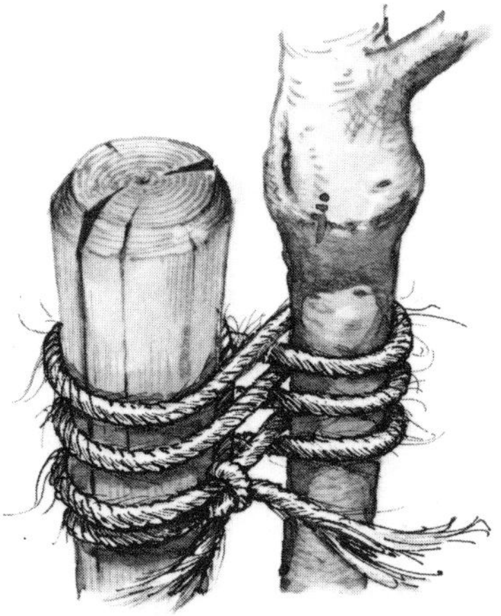

*Um Scheuern und damit eine Verletzung des Stammes zu vermeiden, sollten Sie die Baumbänder in Form einer Acht mit dem Haltepfahl verbinden.*

Um die Feuchtigkeit zu erhalten und die Wurzeln zu schützen, deckt man die letzte Erdschicht mit feuchtem Torf oder anderem organischem Material ab. Häufiges Gießen schadet mehr als es nutzt.

**Sonnen- und Verdunstungsschutz:** Bei jungen Bäumen kann ein solcher Schutz aus um den Stamm gewickeltem Stroh oder zuvor in Lehmbrei getauchte Sackleinwandstreifen das Anwachsen unterstützen.

**Namensetiketten:** Zur Befestigung von Namensetiketten verwendete Drähte, Bast- oder Nylonschnüre wachsen im Lauf der Zeit in die Rinde ein, Einschnürungen und Abbrechen von Zweigen sind die Folge. Deshalb bitte vor oder nach der Pflanzung Etiketten abnehmen und in den Boden stekken oder besser noch: durch richtige Steck-Etiketten (im Fachhandel) ersetzen.

## Der Rückschnitt

Rückschnitt ist vor allem bei Halbsträuchern und Sträuchern, aber auch bei manchen Bäumen im Frühjahr angebracht. Dabei werden abgestorbene Triebe entfernt, auch schwache und zu dicht stehende Äste werden weggenommen.

Das Einkürzen der Triebe bei niedrig bleibenden Sträuchern und Halbsträuchern wie beispielsweise Rosmarin oder Eberraute um ein knappes Drittel fördert den Austrieb von jungem Grün. Starkwüchsige Heilpflanzen im Gefäß muß man manchmal auch während der Wachstumszeit an Spitze und Seitentrieben etwa stutzen.

## Die Pflege der Gehölze

In den ersten Jahren nach der Pflanzung sollten Sie die jungen Gehölze sorgfältig pflegen, Gras und Unkraut entfernen und bei Trockenheit wässern. Hochwachsende, einzeln stehende Bäume in Rasen oder Grasgarten brauchen, mindestens in den ersten Jahren nach der Pflanzung, ein offenes = unbewachsenes Stück Boden um den Stamm herum, das ungefähr den Umfang der Baumkrone haben muß (Gärtner sprechen von der Baumscheibe).

Nach einigen Jahren ist es oft möglich, Sträucher unter den Baum zu pflanzen; dabei müssen aber ihre Lichtansprüche berücksichtigt werden. Genaue Auskünfte über geeignete Sträucher erhalten Sie in Baumschulen und Gartengestaltungsbetrieben.

# Schädlingsbekämpfung ohne Chemie

Daß Heilpflanzen nicht mit chemischen Pflanzenschutzmitteln behandelt werden sollen, versteht sich eigentlich von selbst. Sie bleiben, wie alle anderen Pflanzen auch, am gesündesten, wenn die Ansprüche der einzelnen Arten an Standort, Bodenbeschaffenheit, Platz und Nährstoffe berücksichtigt werden. Das heißt: Auf Arten verzichten, denen man nicht geben kann, was sie brauchen. Auf das für Gedeihen und Gesundbleiben wichtige Lockerhalten und Mulchen des Bodens (→Seite 20) wurde schon hingewiesen; Maßnahmen, die dem gesamten Bodenleben, aber auch speziell den Regenwürmern zugute kommen.

## Die Nützlinge im Garten

**Regenwürmer** spielen im Pflanzenschutz eine nicht zu unterschätzende Rolle, so seltsam Ihnen das vielleicht vorkommen mag. Viele von Krankheitskeimen befallene Pflanzenteile werden im Regenwurm-Darm zu gesundem Humus! Außerdem lockern und durchlüften die Tiere mit ihren Gängen den Boden. Durch Unkrautbekämpfungsmittel (Herbizide) werden Regenwürmer geschädigt und dezimiert – ein Grund mehr, diese Mittel im Hausgarten nicht zu verwenden.

**Auch andere kleine Nützlinge** wie Marienkäfer, Florfliegen, Schwebfliegen, Schlupfwespen, Laufkäfer und Spinnen können geringen Schädlingsbefall unter Kontrolle halten; es ist falsch, wegen ein paar Käfern, Raupen oder Blattläusen chemische Schädlingsbekämpfungsmittel zu verwenden.

**Vögel** ernähren sich vor allem von Insekten. Sie sollten ihnen Nistgelegenheiten bieten, die örtlichen Stellen des Bundes für Vogelschutz beraten Sie dabei. Vielleicht wissen Sie, daß außer den Meisen viele andere Singvogelarten Insektenesser sind – oder wenigstens ihre Jungen mit Insekten füttern. Sie finden in vielen Gärten, in denen es oft weder Hecken noch Buschwerk gibt, in denen abgefallenes Laub bis auf das letzte Blättchen entfernt wird, kein Futter, keine Nistgelegenheiten und keinen Schutz vor Freßfeinden.

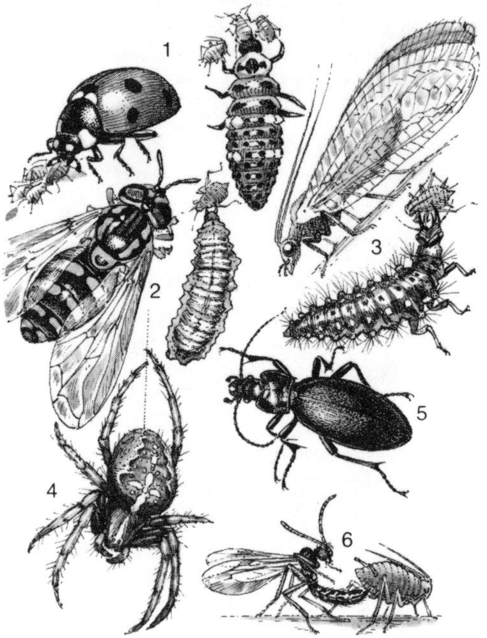

*Das sind die kleinen Nützlinge im Garten: 1 Marienkäfer mit Larve, 2 Schwebfliege mit Larve, 3 Florfliege mit Larve, 4 Kreuzspinne, 5 Laufkäfer, 6 Schlupfwespe.*

**Alle Nützlinge** gedeihen in Gärten mit Hekken und Strauchwerk, unter denen Laub liegenbleiben darf – was übrigens auch den Gehölzen besonders gut bekommt.

## Schnecken und ihre Bekämpfung

Schnecken machen in vielen Gärten großen Ärger, vor allem in den unausbleiblichen Regenperioden jeden Sommers. Erdkröten, die besonders viele Schnecken verspeisen, sind leider selten geworden, sie fehlen sogar in vielen Gegenden. Igel nehmen zwar neben anderem Lebendfutter (Insekten, Kerbtiere und deren Larven) auch Schnecken,

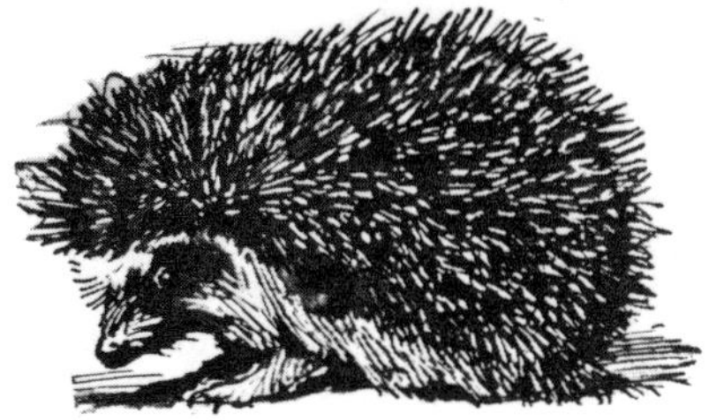

*Igel ernähren sich von Insekten, Kerbtieren und deren Larven, aber auch von Schnecken.*

werden aber bei Massenbefall nicht mit ihnen fertig. Auch die immer hungrigen Enten (Nutzenten und eine Vielzahl hübscher Zierenten) mögen Schnecken offenbar, sie schaufeln sie neben der täglich notwendigen Fütterung jedenfalls in sich hinein. Man kann sie aber nur in größeren Gärten halten, muß ihnen Schwimmgelegenheit und eine Schutzhütte bieten. Ein Pärchen genügt für die meisten Gärten. Auch wenn Sie keine lebende »Schneckenpolizei« zur Verfügung haben: **Verwenden Sie auf keinen Fall Schneckengifte!** Alle gefährden Kleinkinder, Vögel und Igel, mit großer Wahrscheinlichkeit auch Kröten und Frösche.
**Gehäuse- und Nacktschnecken lassen sich mit Bier ködern.** Sie kriechen in die bis knapp bis zum Rand in den Boden eingelassenen, mit Bier gefüllten Schalen oder Schneckenfallen wie Ex-Arion, trinken und ertrinken. Da alle Schnecken tagsüber dunkle, feuchte Schlupfwinkel aufsuchen, sammeln sie sich gern **unter zwischen Beeten ausgelegten Brettern oder unter schwarzer Folie,** die man mit etwas Kleie oder Haferflocken noch »anziehender« machen kann. Von dort lassen sie sich mit einem alten Messer abstreifen, gleich in einen Eimer mit konzentrierter Düngelösung oder kochendem Wasser, wo sie weit schneller verenden als durch Schneckengift. Das Ganze wird kompostiert. **Schneckenzäune** (Bio-Fix aus der Schweiz, emka-Schneckenzaun aus der BRD) und das Absammeln von Ackerschnecken mit einer Würstchenzange (damit die Hände schleimfrei bleiben) sind weitere Möglichkeiten, mit Schnecken fertigzuwerden. Lieferanten: Bio-Fix bei Firma Thomas J. Pfau, emka-Schneckenzaun bei Firma emka GmbH, Schneckenzange bei Frau Lüthi-Willener (Adressen →Seite 113).

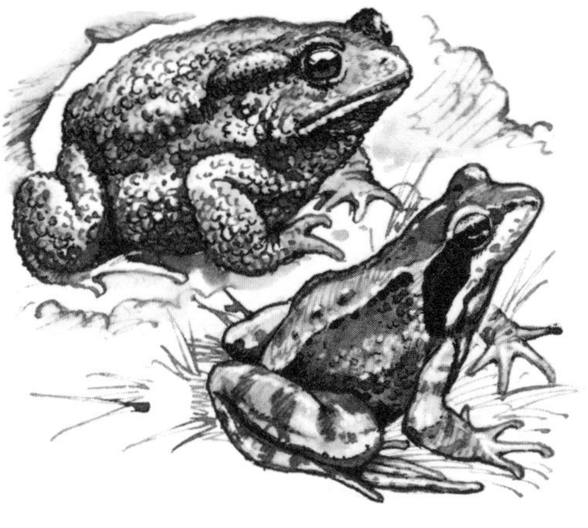

*Die Erdkröte (oben) und der Grasfrosch, die vor allem von Schnecken leben, sind in unseren Gärten selten geworden.*

## Blattläuse und andere Schadinsekten

Ein paar Blattläuse sind kein Grund zur Aufregung. Wer sie im Hausgarten sich selbst beziehungsweise den Nützlingen überläßt, ist sie meist schnell wieder los. Meisen machen sich darüber her, aber auch viele andere Vögel und sogar Spatzen, wenn sie gerade Junge aufziehen. Marienkäfer und Marienkäferlarven, Florfliegen- und Schwebfliegenlarven sind Blattlausspezialisten. Gegen plötzlichen massiven Blattlausbefall oder Befall durch andere saugende und fressende Insekten braucht man manchmal aber doch Hilfe. Versuchen Sie es zuerst durch Abspritzen der betroffenen Pflanzen mit scharfem Wasserstrahl, verwenden Sie im Notfall die nützlingschonenden Mittel Pirimor (gegen Blattläuse) und Dipel (gegen Gespinstmotten). An weiteren nützlingschonenden Mitteln wird gearbeitet. Fragen Sie im Fachgeschäft nach, wenn Sie etwas brauchen. **Wichtig:** Bei allen Spritzmitteln genau die Gebrauchsanweisung beachten!

## Unkräuter

»Unkräuter« sind Pflanzen, die wir eigentlich nicht im Garten haben möchten. Sie sind nicht etwa »an sich schlecht« – viele besonders schöne Wildblumen, viele Heilkräuter und Wildgemüse gehören zu dem, was heute als Unkraut mit Herbiziden ausgerottet wird.

Wer seinen Gartenboden richtig pflegt und bepflanzt, so daß die Krume möglichst dauernd bedeckt ist, wird mit unerwünschten Gewächsen nicht viel Kummer haben. Und gelegentliches Lockern der Erde mit der Ziehhacke läßt »Unkrautpflänzchen« erst gar nicht hochkommen.

Wurzelunkräuter wie Quecke, *Agropyron repens* (an sonnigen Standorten) und Giersch, *Aegopodium podagraria* (im Schatten wachsend) »übernimmt« man manchmal ungewollt, vielleicht sogar unbemerkt auf neu angelegten Flächen oder mit alten Grundstücken. Das sind »Problem-Unkräuter«, weil jedes Wurzelstückchen wieder zur ganzen Pflanze heranwachsen kann. Mit Quecken verseuchten Boden bekommt man durch sachgemäßen Kartoffelanbau innerhalb von ein bis zwei Jahren am gründlichsten wieder sauber. Giersch muß durch Bodenbearbeitung und genaues Ausklauben der Wurzelstückchen »gereinigt« werden – mühsam, aber lohnend. Herbizide sollten Sie nie anwenden; sie vernichten zwar alle unerwünschten Pflanzen wie in den Prospekten versprochen, schädigen aber oft auch die erwünschten und das Bodenleben. Außerdem bildet sich vielfach an herbizidbehandelten Stellen ein die Bodenatmung behindernder, dicht schließender Teppich von Laub- und Lebermoosen, der sich jahrelang hält.

Es gibt eigentlich für alle Lagen und Bodenarten bodendeckende, hübsche Pflanzen, die zwischen Dauerpflanzungen von Gehölzen passen und, einmal zusammengewachsen, jede Unkrautbekämpfung überflüssig machen – die richtige Lösung für viele Teile des Gartens. Lassen Sie sich in einer Gärtnerei, im Garten-Center oder einem Gartengestaltungsbetrieb beraten, studieren Sie die Kataloge guter Staudenbetriebe und Baumschulen.

# Die Heilpflanzen als Heilmittel

## Heilpflanzennamen

Weil die meisten Pflanzen bei uns viele volkstümliche Namen haben, stehen neben diesen und den in der Schweiz und Österreich gebräuchlichen Bezeichnungen die botanischen (lateinischen) Namen. Nur sie sind unmißverständlich, mit ihrer Hilfe bekommen Sie die gewünschten Pflanzen.

## Die Ernte

Beim Ernten, Lagern und Konservieren kommt es darauf an, daß die wertvollen Inhaltsstoffe erhalten bleiben. Das gilt für Gemüse, Obst, Kräuter und in noch höherem Maße für Heilpflanzen. Für die Ernte eignet sich am besten ein schöner, trockener Tag. Blüten pflücken Sie bitte morgens, sobald der Tau getrocknet ist, andere Pflanzenteile vormittags. Nehmen Sie Blüten und Blätter sehr behutsam ab. Blätter bitte immer nur in kleineren Mengen pflücken, damit die Pflanzen weitergedeihen können. Sie wissen, wie lebenswichtig das Organ Blatt für jede Pflanze ist. Beim Ernten des ganzen Krautes ist meist so abzuschneiden, daß wenigstens ein handbreiter Rest mit einigen Blättern zu erneutem Austrieb stehenbleibt. Ausnahmen sind angegeben. Verwertbar sind nur gesunde, fleckenlose Blüten und Blätter sowie unverholzte Stengel.

Früchte erntet man in vollreifem Zustand, die der Doldengewächse (Fenchel, Anis, Kümmel) kurz bevor sie abfallen. Wurzeln gräbt man im Frühjahr aus, wenn das Kraut zu treiben beginnt, oder im Herbst, wenn sie besonders reichlich Heilstoffe enthalten, am besten nach einem Regentag, wenn der Boden noch weich ist.

## Aufbereitung der Heilpflanzen

Frische Heilpflanzen müssen so aufbereitet werden, daß sie das ganze Jahr hindurch zur

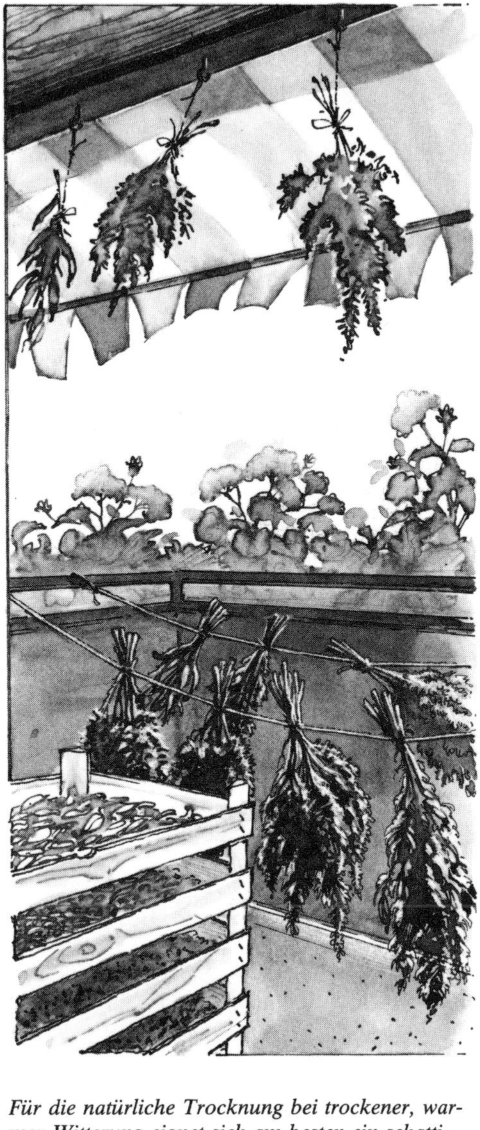

*Für die natürliche Trocknung bei trockener, warmer Witterung eignet sich am besten ein schattiger, luftiger Balkon. Hängen Sie Ihr Erntegut gebündelt auf oder legen Sie es in stapelbare Lattenkästen – vergessen Sie nicht, es darin häufig zu wenden. Bei schlechtem Wetter sollten Sie Ihre Heilpflanzen besser auf dem Dachboden trocknen.*

*Salbei, seit alters her Heil- und Gewürzpflanze, ▷*
*hält sich auch auf Balkon oder Terrasse drei Jahre.*

Verfügung stehen. Das geschieht durch sorgfältiges Trocknen.

Manchmal jedoch ist die frische Heilpflanze, beispielsweise Melisse, Pfefferminze, Thymian, der Droge, also den getrockneten Heilpflanzenteilen, in der Wirkung überlegen.
Wer Heilpflanzen selber anbaut, der hat einige Monate im Jahr auch frische Heilpflanzen zur Verfügung und sollte sie bei Bedarf verwenden. Für den Tee benötigt man die doppelte Ansatzmenge.
**Trocknung** ist die häufigste und am einfachsten durchzuführende Konservierungsart. Wurzeln werden vor dem Trocknen gründlich gereinigt. **Natürliche Trocknung** reicht oft aus. Blätter und Blüten, die ätherische Öle enthalten, sollen an einem luftigen Platz im Schatten »gedarrt« werden, weil es bei künstlicher Trocknung zu Wirkstoffverlusten bis zu 30% kommen kann. Bei trockener, warmer Witterung können Sie Ihr Erntegut im Freien trocknen, sonst auf luftigen, staubfreien Dachböden. Blätter und Blüten breitet man in dünner Schicht auf hölzernen Hürden (stapelbaren Lattenkästen) aus oder auf sauberen Papierlagen (keine Zeitungen, sondern Butterbrotpapier oder farbloses Seidenpapier) und wendet sie öfter. Langstielige Kräuter hängt man in dünn gebundenen Sträußen an die Hauswand unter Dach oder auf den Dachboden.
**Künstliche Trocknung** ist zum Beispiel bei Holunderblüten, Hagebutten und den meisten Wurzeln geeigneter. Sie können die zu trocknenden Teile ins warme Backrohr legen (bei geöffneter Tür – den Herd nicht über 45° C heizen oder über die Heizung stellen. Pflanzenteile, die ätherische Öle enthalten, dürfen nie bei Temperaturen über 35° C getrocknet werden! Früchte, Beeren und Wurzeln legt man am besten erst einige Zeit in dünner Schicht an die Luft und trocknet sie dann künstlich nach. Hier darf die Temperatur nie höher als 60° C sein.

## Aufbewahrung der Trockenware

Sind die Drogen einwandfrei trocken – man erkennt es daran, daß Stengel beim Biegen brechen, Blätter zerbröseln, Früchte, Beeren und Wurzeln auch innen nicht mehr weich sind –, werden schlechte Teile entfernt. Dann müssen Sie Blüten, Blätter, Kraut und Wurzeln kleinschneiden, für Heilkräuter-Pulver anschließend zerreiben oder im Mörser zerstampfen und nach Art und Erntegut getrennt in geeigneten Gefäßen unterbringen: In gut schließenden Weißblechdosen, braunen Gläsern (durch Lichteinwirkung werden vielfach die Inhaltsstoffe verändert), eventuell auch in fest schließenden Sperrholzkisten oder in Cellophanbeuteln (keine Polybeutel verwenden!).

Etiketten mit Angaben von Inhalt und Erntejahr nicht vergessen! Es ist zweckmäßig, auch in das Gefäß einen Zettel mit diesen Angaben zu legen, vielleicht auch mit Notizen über die Anwendung. Da die Wirksamkeit mit der Zeit verlorengeht, sollten auch vorschriftsmäßig gelagerte Drogen nach einem Jahr durch frische Ware ersetzt werden.

## Anwendungen als Tees, Bäder, Inhalationen

**Tee:** Tee sollte immer frisch zubereitet werden oder höchstens in der für einen Tag gebrauchten Menge. Früchte, die ätherisches Öl enthalten, wie Fenchel, Kümmel, Dill, zerstampfen Sie bitte direkt vor dem Aufgießen, sie werden dann leichter ausgezogen.

Teedrogen, frisch oder getrocknet, werden in vorgewärmten Porzellankännchen mit kochendem Wasser übergossen. Man läßt sie zugedeckt stehen und seiht nach einer bestimmten Zeit ab. Genaue Angaben für die einzelnen Teezubereitungen finden Sie in den Pflanzensteckbriefen.

Wurzeldrogen schneiden Sie bitte immer klein, setzen sie mit kaltem Wasser an und

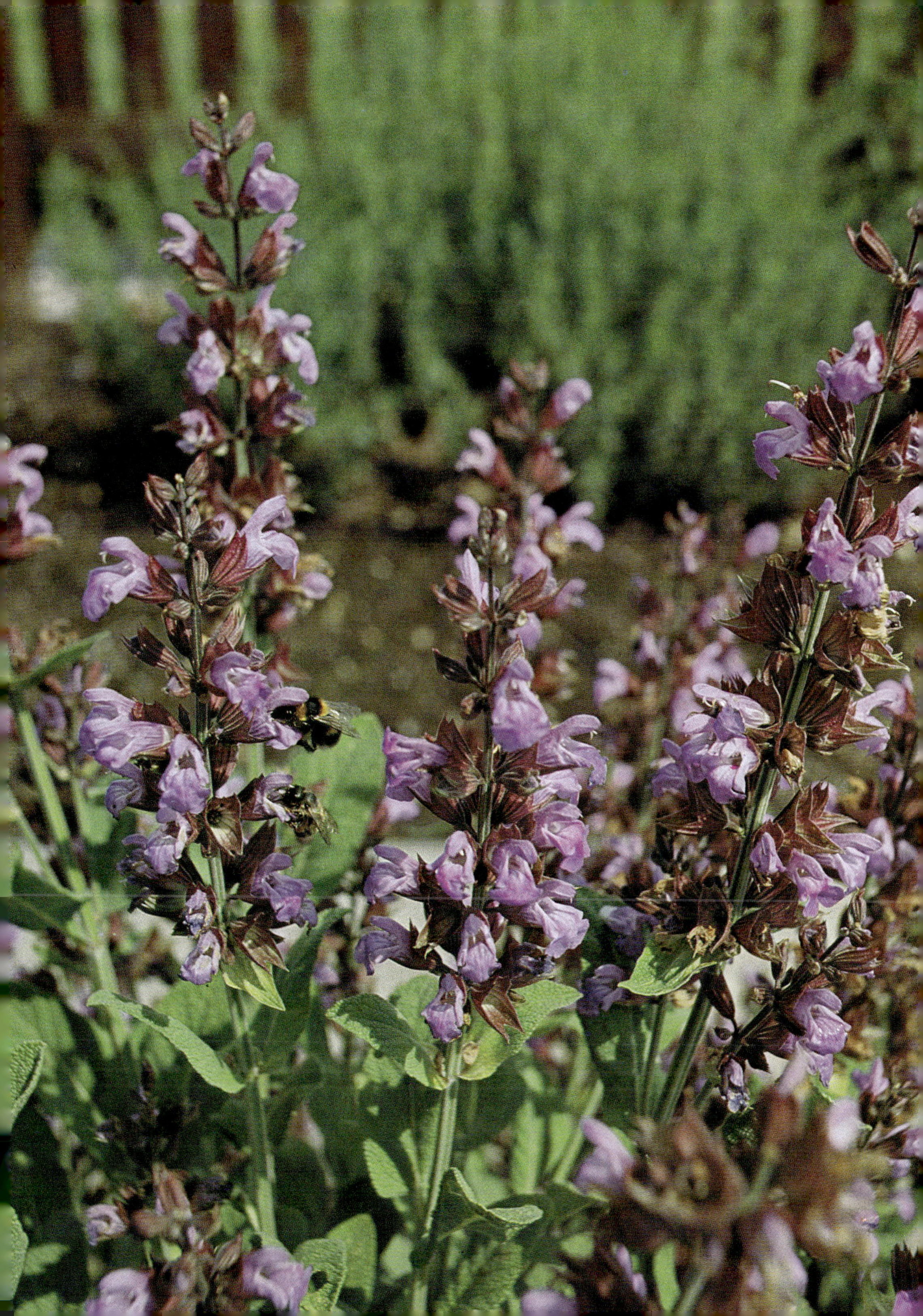

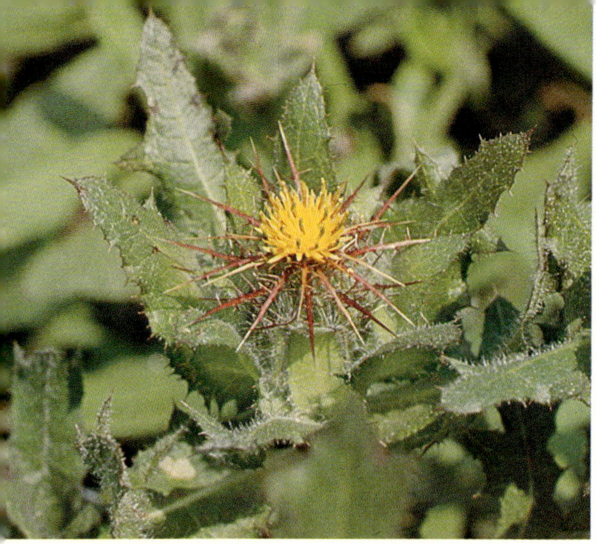
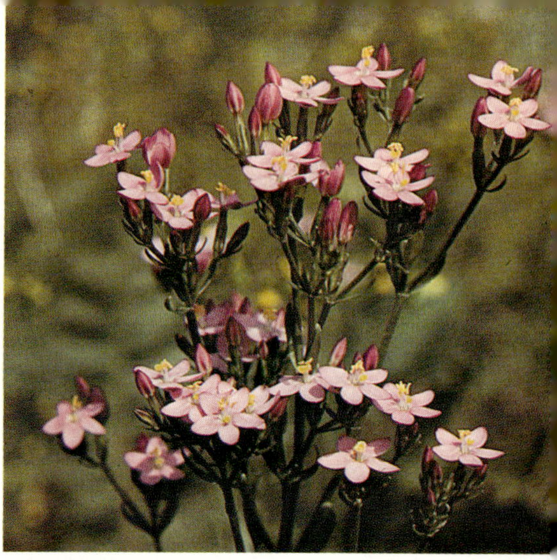
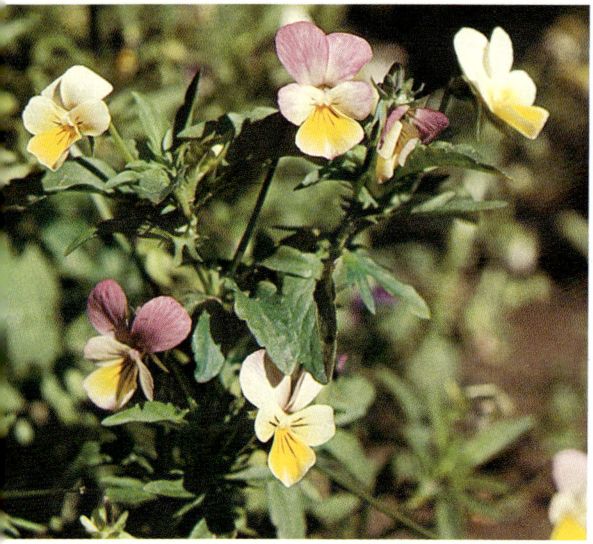
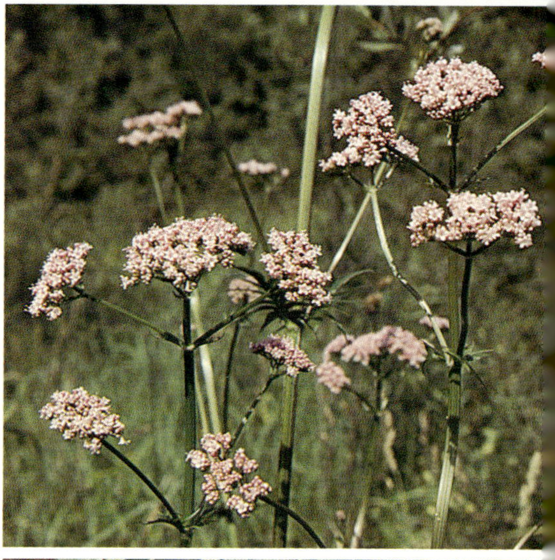
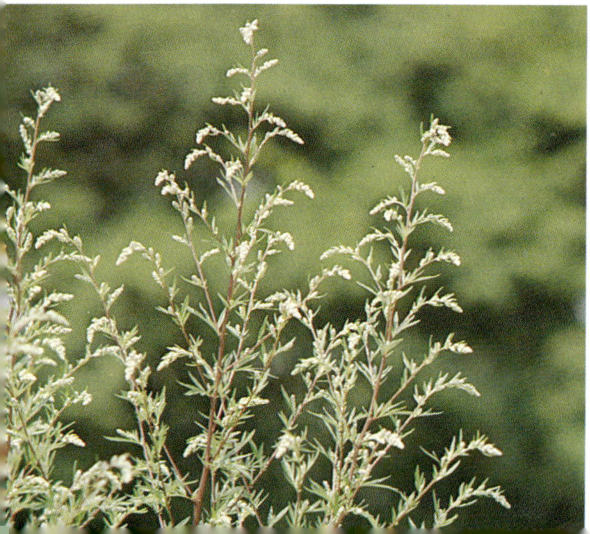
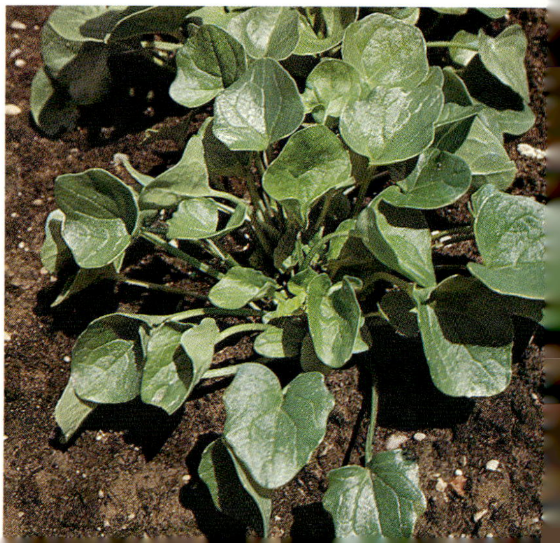

◁ *o. l. Benediktenkraut, o. r. Tausendgüldenkraut, m. l. Feldstiefmütterchen, m. r. Baldrian, u. l. Beifuß, u. r. Löffelkraut.*

lassen sie etwa 1 bis 2 Minuten kochen, bevor sie im Kännchen ziehen. Hier rechnet man ungefähr 1 bis 2 Teelöffel voll Droge auf eine Tasse Wasser.

Von einigen Drogen, zum Beispiel Bärentraubenblätter, Eibisch- und Baldrianwurzel, wird ein kalter Auszug bereitet. Dazu übergießen Sie die benötigte Drogenmenge mit kaltem Wasser, lassen den Aufgruß stehen, rühren von Zeit zu Zeit um und seihen dann ab. Genaue Hinweise in den Pflanzenporträts.

Tee wirkt immer am besten, wenn er regelmäßig, als »Teekur«, warm und schluckweise getrunken wird, und zwar meist in einer Menge von zwei bis drei Tassen Tee pro Tag, vier bis acht Wochen lang. Genaue Angaben in den einzelnen Pflanzenporträts.

**Umschläge, Spülungen, Bäder:** Hierfür sind stärkere Aufgüsse nötig. So rechnet man für ein Vollbad mit Kräuterzusatz etwa 100 bis 300 g Droge, je nach Art. Es wird im allgemeinen mit 2 bis 3 Litern kochendem Wasser aufgegossen, der Absud nach vorschriftsmäßigem Ziehen und Abseihen dem Badewasser zugesetzt.

Auch für Umschläge und Spülungen verwendet man meist die unverdünnten Aufgüsse; Ausnahmen sind angegeben.

**Kräuterkissen:** Kräuterkissen sind zu Unrecht etwas in Vergessenheit geraten. Sie helfen bei Schlaflosigkeit, Nervosität und Erkrankungen der oberen Luftwege. Zur Anwendung kommen Drogen mit reichlich ätherischen Ölen wie Baldrian, Salbei, Lavendel, Pfefferminze, Thymian und Quendel. Die kleinen, mit getrockneten Pflanzenteilen gefüllten Säckchen legen Sie neben das Kopfkissen oder sie stecken sie in den Kopfkissenbezug. In der Wärme verflüchtigen sich die ätherischen Öle, werden eingeatmet und können wirken. Zu **trockenen Auflagen** müssen Sie die Kräuterkissen vor Gebrauch über Dampf erhitzen. Sie können auf diese Weise einige Male verwendet werden.

**Pulverisierte Drogen:** Auch pulverisierte Drogen werden ab und zu vom Arzt verordnet. Man vermischt die vorgesehene Pulvermenge vor dem Einnehmen mit einem oder zwei Eßlöffel kaltem oder warmem Wasser, je nach ärztlicher Verordnung, oder nimmt das Pulver trocken ein und trinkt etwas Wasser nach.

**Frische Blätter** einer Reihe von Heilpflanzen wirken auch gekaut gut. Es handelt sich vor allem um solche, die den Fluß der Verdauungssäfte anregen und zu besserem Appetit verhelfen wie Melisse und Pfefferminze. Nach schweren Krankheiten oder bei mangelndem Appetit und für Leute, die Tee weniger schätzen oder ihn ausschließlich als Medizin gelten lassen, ist diese Art der Einnahme besonders angenehm.

**Angegebene Dosierungen** können für Kinder und untergewichtige oder durch Krankheiten geschwächte Erwachsene unter der Voraussetzung beibehalten werden, daß sie jeweils statt einer nur eine halbe Tasse Tee trinken. Die Dauer der Einnahme wird aber nicht verändert.

**Säfte:** Meist verwendet man für die Herstellung der Säfte, die nicht zum sofortigen Verbrauch bestimmt sind, Haushalts-Dampfentsafter. Um den dabei möglichen Vitamin-Verlust in Grenzen zu halten, müssen Sie rasch arbeiten (genaue und gründliche Vorbereitung). Sie sollten nur Geräte und Gefäße aus rostfreiem Stahl oder Steingut und mit unbeschädigten Emaillierungen verwenden. Der Saft wird kochend heiß in gut gereinigte, dunkle Flaschen gefüllt und dicht verschlossen aufbewahrt.

**Frischsäfte** von Heilpflanzen lassen sich in jedem Entsafter (**nicht** Dampfentsafter) herstellen. Wurzeln müssen vor dem Einfüllen gesäubert und kleingeschnitten werden. Blätter und ganze Kräuterpflanzen zerschneidet man nach dem Abwaschen mit kaltem Wasser grob, gibt wenig kaltes Wasser zu, läßt etwas stehen und füllt erst dann alles in den Entsafter. Diese Säfte sollen immer sofort verbraucht werden, deshalb entsaften Sie nie mehr, als Ihrem Bedarf für einen Tag entspricht.

## Inhaltsstoffe – Heilwirkungen

Bei den Wirkstoffen einer Heilpflanze handelt es sich um solche Stoffe, die die Pflanze im Verlauf ihres eigenen Stoffwechsels in sich gebildet und gespeichert hat. Doch nicht alle diese Stoffwechselprodukte sind von direktem arzneilichem Wert. In jeder Heilpflanze sind Wirkstoffe und indifferente Stoffe nebeneinander vorhanden. Die indifferenten Stoffe, die auch Ballaststoffe genannt werden, steuern die Wirksamkeit des pflanzlichen Heilmittels, indem sie zum Beispiel die Aufnahme der Wirkstoffe in den Organismus beschleunigen oder auch verlangsamen.

Fast immer sind in einer Heilpflanze mehrere pharmakologisch wirksame Inhaltsstoffe vorhanden, von denen einer – der Hauptwirkstoff – das Schwergewicht des arzneilichen Einsatzes der Heilpflanze bestimmt. Wie stark jedoch die Nebenwirkstoffe die Wirkung einer Heilpflanze beeinflussen, wird deutlich, wenn man den Hauptwirkstoff isoliert. Er wirkt dann oft ganz anders. Erst das Zusammenspiel aller Inhaltsstoffe und der Ballaststoffe verleiht der Heilpflanze ihre spezifische Wirkung.

Wichtig zu wissen ist es auch, vor allem für Heilpflanzen-Gärtner, daß die Wirkstoffe nicht gleichmäßig über die ganze Pflanze verteilt sind. Mal werden sie bevorzugt in Blüten, Blättern oder Wurzeln gespeichert, mal in Samen, Früchten oder der Rinde.

Der Vollständigkeit halber sei erwähnt, daß der Wirkstoffgehalt der Heilpflanzen schwankt. Das hat zur Folge, daß man Pflanzen mit stark wirkenden Inhaltsstoffen (Giftpflanzen) nicht als Tee verwenden kann. In diesen Fällen muß man sich standardisierter Gesamtauszüge oder isolierter Hauptwirkstoffe bedienen, deren Wirkung pro Einzeldosis genau bestimmbar ist.

Anders ist es mit den Heilpflanzen, deren Inhaltsstoffe weniger stark wirken und bei denen daher Schwankungen auch keine gefährdende Rolle spielen. Im übrigen kann man den Schwankungen im Wirkstoffgehalt selber weitgehend vorbeugen, indem man zur rechten Zeit erntet und bei der Aufbereitung größte Sorgfalt walten läßt.

Die meisten Heilpflanzen kommen erst bei Anwendung über längere Zeit (zum Beispiel durch eine Kur über 6 bis 8 Wochen) voll zur Wirkung.

Das Wort *Droge,* wo immer es in diesem Buch auch gebraucht wird, bedeutet nicht, daß es sich um »Rausch- oder Suchtmittel« handelt, sondern um getrocknete, sachkundig aufbereitete Heilpflanzen oder Teile davon. Schon immer verwendeten die Apotheker das Wort Droge als Bezeichnung für getrocknete Heilpflanzen und aus ihm leitet sich auch die für ihn in einigen Ländern gebräuchliche Berufsbezeichnung »Drogist« ab. Es braucht also niemand zu befürchten, durch die Anwendung der in diesem Buch behandelten Heilpflanzen »drogen-abhängig« zu werden.

Zum besseren Verständnis der Inhaltsstoffe und ihrer Wirkung ist es von Vorteil, die wichtigsten Wirkstoffgruppen unserer Heilpflanzen genauer kennenzulernen. Dabei kommt es mir weniger auf die chemische Zusammensetzung als auf die Wirksamkeit bei bestimmten Erkrankungen an.

**Bitterstoffdrogen:** Es gibt eine große Zahl von Pflanzen, deren Inhaltsstoffe bitter schmecken. Doch wenn hier von Bitterstoffdrogen die Rede ist, so sind nur jene Heilpflanzen gemeint, deren Wirkprinzip allein auf das Vorhandensein sogenannter »Bittermittel« zurückgeführt werden kann.

Bitterstoffdrogen werden in der Phytotherapie *Amara* genannt. Bewährt hat sich die Unterteilung in:

Die reinen Bittermittel, die *Amara tonica;* die Bittermittel, die neben den Bitterstoffen noch ätherisches Öl in nennenswerter Menge enthalten und deshalb bitteraromatisch schmecken, die *Amara aromatica* und schließlich die *Amara acria,* die bitter und scharf schmecken.

Es gibt viele Heilpflanzen, die zu den *Amara* gezählt werden, doch hat sich eine überschaubare Anzahl herauskristallisiert, die als besonders wirksam empfohlen werden können. Bitterstoffe regen die Magensaftsekretion intensiv an und entfalten darüber hinaus eine tonische Allgemeinwirkung. Deshalb kann man Bitterstoffdrogen bei fehlendem Appetit und zur Verbesserung der Verdauung erfolgreich anwenden. Ebenso gut wirksam sind sie bei der Behebung verschiedenster Schwächezustände: Rekonvaleszenten, Blutarme und nervös Erschöpfte finden bei kurmäßiger Anwendung der Bitterstoffdrogen eine sichere Hilfe. In der I. Medizinischen Klinik in Wien (Professor Eppinger) konnte Kranken mit chronischer Gastritis durch eine Therapie mit Tausendgüldenkrauttee und Wermuttee geholfen werden.

Bitterstoffdrogen, die gleichzeitig ätherisches Öl enthalten, unterscheiden sich zwar nicht wesentlich von den reinen *Amara,* doch bringen sie zusätzlich die Wirkung der ätherischen Öle mit (→nächste Spalte), wodurch ihr Anwendungsgebiet erweitert wird. Beifuß, Wermut, Benediktenkraut sind wichtige Vertreter dieser Gruppe.

Allgemein kann man über die Wirkung der *Amara aromatica* sagen, daß sie auf den Magen wie die Bitterstoffdrogen wirken. Oftmals wird diese Wirkung verstärkt, da die ätherischen Öle durch ihren Duft auf reflektorischem Wege die Magensaftsekretion anregen. Ihre Wirkung erstreckt sich aber auch auf den Darm und beeinflußt die Galle- und Leberfunktion. Da ätherische Öle antiseptisch wirken, kommt den *Amara aromatica* auch eine gewisse antibakterielle und antiparasitäre Wirkung zu. Besonders bei Gärungserscheinungen im Darm ist die erweiterte Wirkung dieser Drogen sehr geschätzt. Außerdem wirken einige ein wenig harntreibend; eine Nebenwirkung, die meist recht willkommen ist. Als Expectorantien (Schleimlösungsmittel bei Husten) verwendet man *Amara aromatica* hingegen weniger.

*Amara acria* im strengen Sinne findet man unter den einheimischen Heilpflanzen kaum. Man verwendet Ingwer, Galgant und Pfeffer. Die scharfen Wirkstoffe dieser Drogen verbessern die Kreislauffunktion, womit sie die Wirksamkeit der Bitterstoffe noch unterstützen. Das hat Professor Dr. Hans Glatzl, Internist und Ernährungsphysiologe, eindrucksvoll nachgewiesen. Er stellte fest, daß die Verdauung den Kreislauf wesentlich stärker belastet, als man bisher allgemein angenommen hat. Die Bitterstoffdrogen *Amara, Amara aromatica* und ganz besonders die *Amara acria* können dieser Belastung entgegenwirken.

**Drogen mit ätherischem Öl als Hauptwirkstoff:** Wenn in dem Begriff »ätherische Öle« auch das Wort »Äther« enthalten ist, so haben sie doch nichts mit dem Äther zu tun, den man früher so oft bei Narkosen verwendet hat. Ätherische Öle sind pflanzliche Inhaltsstoffe, die stark riechen – und zwar bis auf wenige Ausnahmen angenehm. Sie sind aufgrund ihrer Beschaffenheit leicht flüchtig, in Wasser jedoch nur wenig oder überhaupt nicht löslich. Ätherische Öle kommen im Pflanzenbereich häufig vor; es gibt kaum Pflanzen, die völlig frei von ätherischen Ölen sind. In der Pflanzenheilkunde werden aber nur diejenigen Heilpflanzen als ätherische Öldrogen zusammengefaßt, die einen besonders hohen Gehalt dieser »Duftöle« – nämlich 0,1 bis 10% – aufweisen. Dazu gehören speziell die Vertreter der botanischen Familien Lippenblütler und Doldengewächse. In der Pflanze werden die ätherischen Öle in besonderen »Ölbehältern«, den Ölzellen, Ölgängen oder Öldrüsenhaaren abgelagert.

Ätherische Öle setzen sich aus sehr vielen verschiedenen Substanzen zusammen; so konnten zum Beispiel in einem einzigen ätherischen Öl über 50 Einzelstoffe identifiziert werden.

Allen Heilpflanzen, die ätherische Öle enthalten, sind folgende Heilwirkungen gemeinsam: Entzündungswidrig bei mehr oder weniger stark ausgeprägter Hautreizung, expectorierend (das Abhusten erleichternd), harntreibend, krampflösend sowie tonisierend (stärkend) auf Magen, Darm, Galle und Leber. Drogen mit ätherischem Öl bekämpfen Gärungserreger, Bakterien und möglicherweise sogar Viren. Hier muß man sich allerdings darüber im klaren sein, daß »bekämpfen« nicht gleichbedeutend ist mit »abtöten«.

**Flavonoiddrogen:** Flavonoide (Flavone) ist ein Sammelbegriff für verschiedene Stoffe gleicher chemischer Grundstruktur. Die Wirkung flavonoidhaltiger Drogen ist schwierig zu charakterisieren, denn sehr ausschlaggebend dafür sind Art und Menge der in der Droge enthaltenen Flavonoide. Sie haben sehr unterschiedliche chemische und physikalische Eigenschaften, so daß keine einheitliche Wirkung anzunehmen ist. Dennoch sind drei Wirkungen bezeichnend: Eine Wirkung bei abnormer Kapillarbrüchigkeit (Brüchigkeit feiner und feinster Blutgefäße), eine Wirkung bei bestimmten Herz- und Kreislaufstörungen und eine krampflösende Wirkung im Verdauungstrakt. An der Gesamtwirkung einer Heilpflanze sind Flavonoide zweifellos immer aktiv beteiligt.

**Gerbstoffdrogen:** Gerbstoffe im pharmazeutischen Sinne sind Pflanzeninhaltsstoffe, die in der Lage sind, Eiweißstoffe in Haut und Schleimhaut zu binden und in widerstandsfähige, unlösliche Stoffe zu überführen. Darauf beruht auch ihre Heilwirkung, denn sie entziehen den auf Haut und Schleimhaut angesiedelten Bakterien den Nährboden. Wir kennen und verwenden Heilpflanzen, die Gerbstoffe als Hauptwirkstoff enthalten, andere, bei denen Gerbstoff als erwünschter Nebenwirkstoff vorhanden ist, und wieder andere, bei denen der Gerbstoff störend wirkt, da er den Magen reizen kann. Will man in solchen Fällen dennoch nicht auf die Heilpflanze verzichten, so bereitet man die Tees auf kaltem Wege. Auf diese Weise wird nur ein Bruchteil der Gerbstoffmenge mit ausgezogen.

Als Gurgelmittel bei Angina, als Mundspülmittel bei entzündetem Zahnfleisch, als Umschlag zur Wundbehandlung, vor allen Dingen aber als Mittel gegen Durchfall, leisten Gerbstoffdrogen gute Dienste. Teilbäder mit Gerbstoffdrogen bei Hämorrhoiden, Frostbeulen und Entzündungen sind gleichfalls empfehlenswerte Heilmaßnahmen.

**Glykosiddrogen:** Glykoside sind im Pflanzenreich verbreitet vorkommende Stoffe. Ihre Wirkungsvielfalt und Wirkungsverschiedenheit ist so groß, daß eine Zusammenfassung unter einem chemischen Begriff, nämlich dem der Glykoside, nicht viel aussagt. Auf die Wirkungen kommt es an. Wenn wir es hier dennoch tun, dann deshalb, weil diese Bezeichnung ein fester Bestandteil der wissenschaftlichen Literatur geworden ist. Allen Glykosiden ist gemeinsam, daß sie durch Hydrolyse (Aufspaltung unter Wasseraufnahme) in einen Zucker und einen Nicht-Zucker, das sogenannte Aglykon, gespalten werden können. Das Aglykon bestimmt weitgehend die Wirkung. Einige Beispiele: Die herzwirksamen Stoffe des Fingerhuts *(Digitalis)* und die Wirkstoffe der Bärentraubenblätter sind Glykoside. Auch das schweißtreibende Prinzip der Holunderblüten und die Wirkung vieler Bitterstoffe sind auf Glykoside zurückzuführen.

**Saponindrogen:** Saponine sind pflanzliche Glykoside, die zusammen mit Wasser einen haltbaren Schaum ergeben, Öl in Wasser emulgieren und eine hämolytische Wirkung besitzen, also den roten Blutfarbstoff aus den roten Blutkörperchen austreten lassen. – Einige Saponindrogen lösen festsitzenden Schleim bei Bronchitis, andere wiederum besitzen eine wassertreibende Wirkung, sind wirksam bei Hautunreinheiten, werden gegen Rheuma eingesetzt. Saponine beeinflussen aber in jeder Heilpflanze die Resorption (Aufnahme) der anderen Wirkstoffe, wodurch oftmals kleine Mengen »große Wirkung« zeigen. Überdosierung von Saponindrogen führt zur Reizung der Darmschleimhaut.

**Schleimdrogen:** Unter Schleim im botanisch-pharmakologischen Sinne versteht man kohlenhydrathaltige Stoffe, die mit Wasser stark aufquellen und eine visköse (fadenziehende) Flüssigkeit liefern. Schleimdrogen sind im Pflanzenreich weit verbreitet, doch in nur wenigen Pflanzen in solcher Menge enthalten, daß man sie therapeutisch nutzen kann (zum Beispiel: Eibisch). In den vielen anderen Fällen beeinflussen sie jedoch die Wirkung, oder besser gesagt die Wirkungsintensität anderer pflanzlicher Wirkstoffe entscheidend mit. Die pharmakologische Wirkung der Pflanzenschleime läßt sich mit dem Wort Reizmilderung am besten umschreiben.

Der Schleim legt sich als feine Schicht um die Schleimhäute und schützt sie so vor örtlich reizenden Stoffen oder wirkt auf sie reizmildernd. Entzündungen, besonders solche der Schleimhäute, klingen unter dem Schutz der Schleimdrogen schnell ab. Da Schleim nicht resorbiert wird, ist seine Wirkung rein lokal. Eine hustenstillende Wirkung besitzt er dann, wenn der Husten durch Reizzustände im Rachen und am Kehldeckel ausgelöst wird. Schleimdrogen wirken leicht abführend, weil sie die Darmfüllung auflockern, Wasser zurückhalten und quellen. Eine besondere Eigenschaft der Schleime ist die Abschwächung der Geschmacksempfindung allgemein, besonders aber für sauer. Ein eindrucksvolles Beispiel dafür: Himbeeren enthalten weniger Zucker und mehr Säuren als Johannisbeeren. Da sie aber reicher an Schleimstoffen sind, schmekken Himbeeren süßer als Johannisbeeren.

**Vitamine, Mineralien und Spurenelemente:** Bei einer Vorstellung der wichtigsten Pflanzeninhaltsstoffe dürfen die sogenannten »essentiellen Nährstoffe« nicht fehlen. Sie sind im Organismus nötig, um Gerüstsubstanzen (Bindegewebe, Knochen, Zähne) und Zellstrukturen aufzubauen, Bausteine für körpereigene Enzyme und Hormone zu liefern, Enzyme oder Stoffwechselprozesse zu aktivieren und Organfunktionen und den Wasserhaushalt zu beeinflussen oder gar zu bestimmen. Ohne diese Stoffe ist Leben schlechterdings nicht möglich. Ihr ausreichendes und ausgewogenes Angebot in der Nahrung ist lebenswichtig. Das erhellt die Bedeutung der Einnahme pflanzlicher Nahrung (Gemüse, Salat, Obst), aber auch der Behandlung einiger Krankheiten, bei denen ein Mangel an diesen Stoffen mit im Spiel ist, durch Zubereitungen der Pflanzen, die besonders reich an diesen Stoffen sind: Mineralstoffe, Spurenelemente und Vitamine. Diese gehen teilweise bei der Teebereitung in Lösung und sind dadurch an der Heilwirkung entscheidend beteiligt. Wird ein bestimmtes Vitamin zum Hauptwirkstoff einer Heilpflanze, dann kann eine solche Droge gezielt als Vitaminlieferant eingesetzt werden. Das ist zum Beispiel bei der Hagebutte der Fall, bei der Schwarzen Johannisbeere oder beim Sanddorn.

# Die Heilpflanzen-Porträts

Damit Sie auf einen Blick übersehen können, wieviel Platz die einzelnen Heilpflanzen in Ihrem Garten beanspruchen, werden die beschriebenen Pflanzen in drei Gruppen vorgestellt:

**Ein- und zweijährige Pflanzen**
**Stauden und Kleinsträucher**
**Bäume und Sträucher**

Innerhalb dieser Gruppen sind sie alphabetisch nach den deutschen Bezeichnungen ihrer Stammpflanzen geordnet. Diese praxisbezogene Einteilung wird Ihnen die Auswahl sicher erleichtern.

**Ein- und zweijährige Pflanzen**

⊙ Einjährige Pflanzen wachsen heran, blühen, bilden Samen aus und sterben ab, alles während eines Jahres.

Zweijährige Pflanzen wachsen im ersten Sommer heran, blühen und fruchten erst im folgenden Jahr und sterben dann ab.

♃ Stauden leben viele Jahre. Es gibt ein paar wintergrüne Arten, aber bei den anderen sterben die oberirdischen Teile im Herbst ab. Im folgenden Jahr treiben dann die unterirdischen Teile neues Grün. Bei vielen Stauden ist es empfehlenswert, sie nach einigen Jahren zu teilen und an anderer, gut vorbereiteter Stelle wieder auszupflanzen, weil sie sonst kümmern.

Halbsträucher leben jahrelang, haben verholzende Teile, die aber in jedem Winter zurückfrieren und in jedem Frühjahr neu austreiben.

♄ Sträucher haben verholzende Triebe, die – je nach Art – in kalten Wintern auch einmal zurückfrieren können. Die Regel ist das aber nicht. Sie leben viele Jahre oder sogar Jahrzehnte.

Bäume bilden einen Stamm mit einer mehr oder weniger streng aufgebauten Astkrone. Sie leben meist lange Zeit, manche Arten Hunderte von Jahren.

Haltung in Töpfen und Kästen möglich.

Die Pflanze braucht

○ einen sonnigen,

◐ einen halbschattigen,

● einen schattigen Platz.

Ⓓ Duftpflanzen können Blatt- und Blütendufter sein.

Bienenfutterpflanzen oder/und Futterpflanzen für Hummeln und Schmetterlinge.

VII VIII Die römischen Zahlen in den Pflanzenbeschreibungen geben Auskunft über die Monate, in denen die Pflanzen blühen oder fruchten, zum Beispiel VII = Juli, VIII = August.

# Benediktenkraut

Foto Seite 36

*Cnicus benedictus, Familie Korbblütler*
Benediktendistel, Bitterdistel, Heildistel, Kalter Benedikt, Kardobenediktenkraut, Magendistel, Spinndistel

⊙ ○

**Hilft bei:** Appetitlosigkeit, Magen- und Darmbeschwerden, Leber- und Galleleiden.
**Inhaltsstoffe (Wirkstoffe):** Ätherisches Öl, Gerbstoffe, Bitterstoffe.

Das einjährige Benediktenkraut, auf den ersten Blick als Distelpflanze kenntlich, ist meist stark verästelt und wird bis 70 cm hoch. Die aufrechten, hohlen, fünfkantigen Stengel sind unten borstig, oben drüsig behaart. Die länglichen, stachelspitzigen, gestielten Laubblätter sind zottig behaart und leicht klebrig. Die exotisch wirkenden Blü-

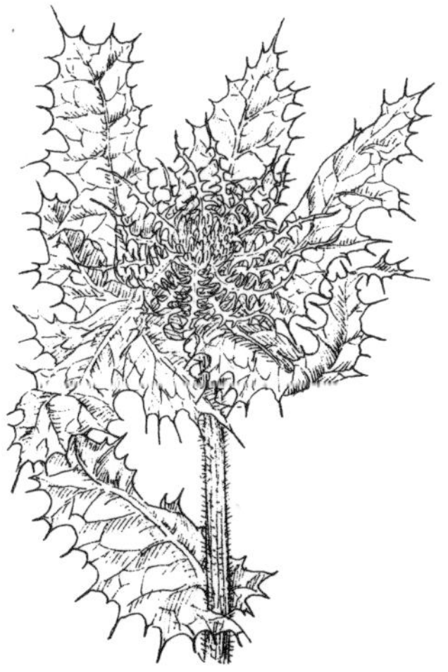

ten (VI–VIII/IX), 4 cm lang und 2 cm breit, blaßgelb mit rötlichen Staubgefäßen, sitzen einzeln an den Zweigenden in einem mehrreihigen stacheligen Hüllkelch.

Benediktenkraut stammt aus dem europäischen Mittelmeergebiet, ist in Vorderasien zu finden und stellenweise in Nordamerika eingebürgert. Seit Jahrhunderten wird es nördlich der Alpen als Arzneipflanze angebaut.

## So können Sie Benediktenkraut selbst ziehen

Die Samen bleiben fünf bis sechs Jahre keimfähig. Die Pflanze ist Dunkelkeimer. Saatgut gibt es bei der Firma Bornträger (Adresse →Seite 113). Zwar ist Benediktenkraut an keinen besonderen Saattermin gebunden, am besten hat sich aber frühe Saat bewährt.

Säen Sie im März/April einzeln in kleine Töpfchen oder gleich aufs Beet, das wenigstens zehn Tage zuvor hergerichtet werden muß, damit die Erde sich »gesetzt« hat. Vergessen Sie nicht, den Samen abzudecken. Nach etwa zwei Wochen sind die Keimpflänzchen zu erkennen.

## Pflanzung, Düngung, Wasser, Pflege

Benediktenkraut gedeiht auch noch auf nährstoffarmen Böden in warmer, sonniger Lage. Massenerträge sind aber nur auf kalkhaltigen, tiefgründigen, feuchten Böden zu erwarten, die reichlich Humus enthalten. Anhaltende Trockenheit bekommt den Pflanzen schlecht. Benediktenkraut hinterläßt allen nachfolgenden Pflanzenkulturen den Boden in gutem Garezustand.

Gesät oder gepflanzt wird mit einem Reihenabstand von 30 cm, der Abstand in der Reihe sollte 20 cm betragen. Nach dem Anwachsen brauchen Sie nur gelegentlich die Erde zwischen den Pflanzen zu lockern, Unkraut zu entfernen und bei Trockenheit zu gießen. Im Juli können Sie die Pflanzen aus Frühjahrskultur abräumen und das Beet noch mit spätem Gemüse nutzen.

Manchmal fressen die Raupen des schönen, seltenen Distelfalters an den Blüten, lassen Sie sie gewähren. Sie sind grau oder grünschwarz mit gelben Streifen, Flecken und Punkten, die Puppe ist grau oder braun gefärbt mit goldglänzenden Punkten.

### Tips zur Ernte, Aufbereitung und Anwendung

Das Kraut wird während der Blüte geschnitten und im Schatten getrocknet. Bei künstlicher Trocknung Temperaturen von 40° C nicht überschreiten!

**Tee:** 1 bis 2 Teelöffel geschnittenes, getrocknetes Kraut mit $^1/_4$ l kaltem Wasser ansetzen, zum Sieden erhitzen und nach 10 Minuten abseihen. Jeweils eine Tasse voll vor den Hauptmahlzeiten getrunken, hilft bei Appetitlosigkeit und Verdauungsstörungen, auch bei Leber- und Galleleiden.

Bitte die angegebene Dosierung einhalten, da es bei Erhöhung zu Brechreiz kommen kann!

## Feldstiefmütterchen

Foto Seite 36

*Viola tricolor, Familie Veilchengewächse*
Ackerstiefmütterchen, Dreifaltigkeitsblümchen, Fälddänkeli, Jesuslein, Sammetblüemli, Schwögerli, Ackerveilchen

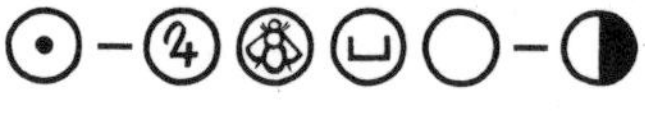

**Hilft bei:** Hautunreinheiten, Katarrhen der oberen Luftwege mit trockenem Husten.
**Inhaltsstoffe (Wirkstoffe):** Saponine, Flavonoide, Salicylsäureverbindungen, Gerbstoffe, Bitterstoffe.

Feldstiefmütterchen haben hellbraune, stark verzweigte Haupt- und Seitenwurzeln und aufsteigende, bis zu 30 cm lange, sparrige Stengel. Die gestielten Laubblätter sind länglich-eiförmig, am Rand schwach gekerbt und am Stengel von leierförmig geteilten Nebenblättchen umgeben. Die Blüten (IV–VIII) mit den bekannten Gesichtchen sind gelblich, violett oder gelb-blau.

Feldstiefmütterchen wachsen wild in Europa, Vorderasien und Nordafrika, kommen auf Äckern und trockenen Wiesen vor.

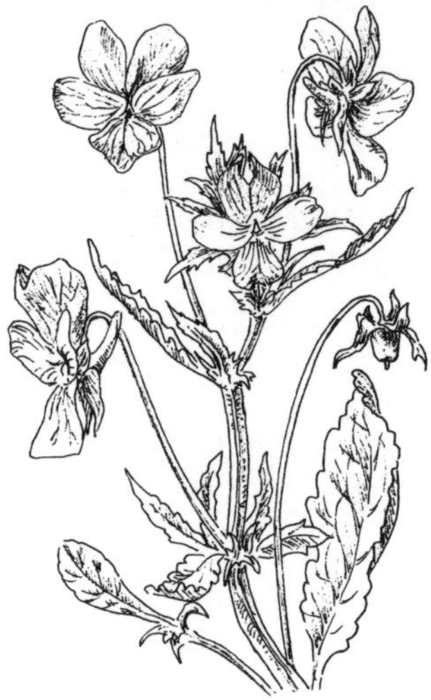

Feldstiefmütterchen mit den vielen zierlichen, schön geformten und gefärbten Blüten sind reizend für naturhaft angelegte Gartenpartien und wachsen und blühen willig in Schalen und Kästen auf Terrasse und Balkon. Die Blüten halten auch in der Vase.

### So können Sie Feldstiefmütterchen selbst ziehen

Der Samen bleibt zwei bis drei Jahre keimfähig, Sie bekommen ihn bei der Firma Bornträger (Adresse →Seite 113).

Säen Sie das sehr feine Saatgut Ende Juli/Anfang August in Kistchen, drücken leicht an, decken nicht ab und halten feucht. Feldstiefmütterchen sind Lichtkeimer. Meist sehen Sie die winzigen Keimlinge schon nach einer guten Woche. Nach weiteren zwei Wochen kann normalerweise pikiert werden.

### Pflanzung, Düngung, Wasser, Pflege

Feldstiefmütterchen wachsen in jedem gepflegten Gartenboden, aber auch in armen Böden. Staunässe wird nicht vertragen.

Setzen Sie Anfang bis Mitte September auf ein Beet oder in mindestens 12 cm tiefe Gefäße, Abstand 20×10 cm. So können die Pflänzchen noch vor dem Frost gut anwurzeln.

Feldstiefmütterchen sind winterhart, Pflanzen in Gefäßen sollten aber doch mit Schattierfolie oder Fichtenreisig gegen Frost geschützt sein.

Pflanzen in Gefäßen müssen ebenso wie Gartenpflanzen ab März flüssig gedüngt werden, ungefähr alle zwei Wochen, weil sie sonst verhungern. Gießen Sie mit einer Lösung von 2 g eines Blumendüngers auf 1 Liter Wasser und brausen kurz mit klarem Wasser nach.

Wenn Sie nicht alles Kraut und alle Blüten schneiden, sondern die Samenkapseln ausreifen lassen und den Samen sammeln – am besten in einfachen, beschrifteten Briefumschlägen, wo sie noch etwas nachtrocknen können –, sind Sie für die nächstjährige Aussaat gerüstet.

### Tips zur Ernte, Aufbereitung und Anwendung

Das blühende Kraut wird geschnitten – im April, Anfang Juli und oft noch ein drittes Mal Ende August –, gebündelt, im Schatten aufgehängt und möglichst rasch getrocknet. Manchmal werden die Wurzeln mit geerntet, die besonders reichlich Saponine enthalten. Sie müssen sie natürlich vor der Trocknung sorgfältig mit Wasser reinigen.

**Tee:** 2 Teelöffel getrocknetes Stiefmütterchenkraut mit 1/4 l kochendem Wasser übergießen und nach 10 Minuten abseihen. Täglich dreimal eine Tasse getrunken, wirkt gegen Akne, Katarrhe der Luftwege mit trockenem Husten und ist bei Rheuma oft hilfreich.

Säuglingen und Kleinkindern mit Milchschorf und Ekzemen bereitet man die Nahrung mit Stiefmütterchen-Tee statt mit Wasser zu.

Gegen Akne macht man außerdem **Umschläge** und **feuchte Gesichtspackungen** mit dem Tee.

# Fenchel

*Foeniculum vulgare, Familie Doldengewächse*
Femis, Kammfenchel, Brotsamen, Frauenfenchel, Fenikl, Enis, Brotanis, Kinderfenchel, Langer Anis

⊙ ④ ○

**Hilft bei:** Magenverstimmungen, Blähungen, Husten und Augenentzündungen.
**Inhaltsstoffe (Wirkstoffe):** Ätherisches Öl mit etwa 50% Anethol.

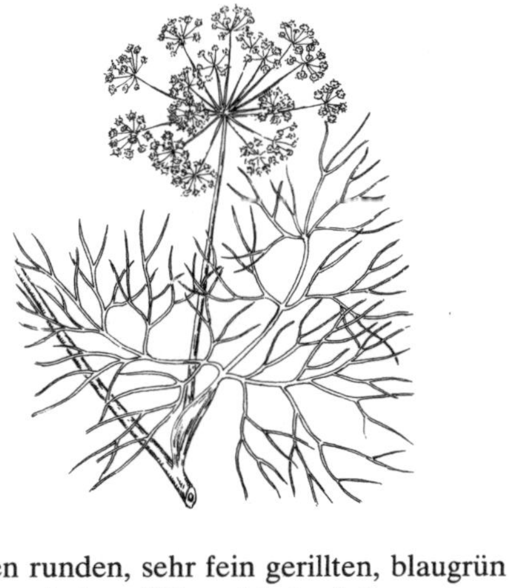

An den runden, sehr fein gerillten, blaugrün bereiften hohen (80 cm bis 2 m) Stengeln sitzen die Blätter mit zahlreichen, fast fadenförmig schmalen Fiederblättchen, die ähnlich wie Dillblätter aussehen. Ab dem zweiten Jahr trägt die Pflanze an den Triebenden Doppeldolden mit vielen kräftig gelben Blütchen (VII–VIII), aus denen später die (meist als Samen bezeichneten) länglichen, gerippten Früchte entstehen.

Fenchel ist im Mittelmeerraum und in Vorderasien heimisch und in Teilen von Europa eingebürgert.

Die Pflanze war schon im Altertum bekannt und wird nicht nur in ägyptischen Papyri, sondern auch von griechischen Schriftstellern erwähnt. Teilnehmer an den dionysischen Mysterien bekränzten sich mit Fenchelgirlanden.

### So können Sie Fenchel selbst ziehen

Säen Sie Mitte April mit einen Reihenabstand von 20 cm auf ein gut vorbereitetes, reichlich mit Humus (Kompost, verrotteter Mist) versorgtes, windgeschütztes Beet, das viel Sonne bekommt. Wenn Sie gleichmäßig feuchthalten, keimen die Samen nach 2 bis 3 Wochen. Später wird auf 8 cm in der Reihe verzogen.

Bei Saat im Haus in Kistchen im Februar/März und Pflanzung etwa Mitte Mai können Sie in günstigen Jahren schon im ersten Herbst Früchte ernten – wenn auch weniger als im zweiten Jahr.

### Pflanzung, Düngung, Wasser, Pflege

Düngen Sie entweder im Frühjahr mit einem organischen Volldünger oder im Lauf des Sommers einmal mit einer Lösung von 2 g/l.

Im Herbst das Laub gut handhoch über dem Boden abschneiden und mit einer dikken Torfschicht oder Fichtenreisig abdecken.

In sehr rauhen Lagen gräbt man die Pflanzen aus, setzt sie in große Töpfe oder in Kisten mit feuchter, reichlich mit Sand gemischter Erde, überwintert im Frühbeet oder im kühlen Keller und setzt im folgenden Jahr je nach Wetter Anfang bis Mitte April aufs Beet. Bis zum Anwachsen gleichmäßiges Feuchthalten nicht vergessen!

Draußen überwinterte Fenchel werden im April ebenfalls auf den endgültigen Abstand gepflanzt. Das Beet soll vorbereitet sein, wie bei der Samenanzucht beschrieben (→Seite 23). Außerdem bringen Sie bitte eine reichliche organische Volldüngergabe ein und vielleicht zusätzlich noch etwas Knochenmehl, weil es Phosphorsäure enthält, die zur Blütenbildung dringend gebraucht wird. Natürlich können Sie auch ein- oder zweimal mit 2 g/l flüssig düngen und auch hier einen phosphorsäurebetonten ($P_2O_5$) Dünger wählen wie zum Beispiel Fertisal.

Weil die Blühtriebe sehr hoch werden, ist es gut, sie beizeiten aufzubinden, damit sie nicht umkippen. Fenchelpflanzungen können normalerweise auch noch im dritten Jahr genutzt werden.

### Tips zur Ernte, Aufbereitung und Anwendung

Da die Früchte nicht gleichzeitig reifen, schneidet man, etwa ab August, immer nur die reifen (braun verfärbten) Dolden heraus. Normalerweise sind zuerst die mittleren und danach erst die weiter außen stehenden reif. Geschnittene Dolden werden am besten einzeln in engmaschige Gaze oder luftige Stoffbeutelchen gehüllt, gebündelt, aufgehängt, getrocknet und nach dem Trocknungsvorgang ausgeschüttelt. Die meistens in ihre beiden Teilfrüchte zerfallenden Fenchelkörner sind dann – dünn ausgebreitet – noch nachzutrocknen und werden zuletzt in gut schließende Behälter gefüllt (→Seite 34).

**Tee:** 1 Teelöffel zerdrückte Fenchelfrüchte mit 1/4 l kochendem Wasser übergießen und nach 10 Minuten abseihen. Zwei bis fünf Tassen über den Tag verteilt, mit Honig gesüßt getrunken, sind ein gutes Hustenmittel. Ungesüßt hilft Fencheltee bei Magenverstimmungen mit Blähungen. Mit der gleichen Menge abgekochtem Wasser verdünnt, eignet er sich für **Waschungen** bei Augenentzündungen.

# Echte Kamille

Foto Seite 17, 53

*Chamomilla recutita* (früher *Matricaria chamomillae), Familie Korbblütler*
Mutterkraut, Feldkamille, Mariamagdalenenkraut, Hermel, Kummerblume, Haugenblume, Deutsche Kamille, Mägdeblume, Mueterchrut, Marienmagdalenechrut

⊙ ◯ ⓤ Ⓓ

**Hilft bei:** Magenverstimmungen und nervösen Magenbeschwerden, Magenschleimhautentzündung; als Umschlag, Bad oder Spülung bei schlecht heilenden Wunden und Entzündungen, als Dampfbad (Inhalation) bei Erkältungen.
**Inhaltsstoffe (Wirkstoffe):** Ätherisches Öl (Cham-Azulen, L-Bisabolol), Flavonglykoside, Cumarine.

Die dünnen Wurzeln verlaufen flach im Boden. Die aufrechten, leicht gerillten, kahlen und innen markgefüllten Stengel werden 60 bis 80 cm lang. Die endständigen, einzeln stehenden Blütenköpfchen (V–VIII/IX) messen zwischen 18 und 28 mm im Durchmesser. Polyploide Zuchtformen (= mit mehreren Chromosomensätzen) haben besonders große Blütenköpfchen. In ausgewachsenem Zustand ist der Blütenboden kegelförmig und hohl (bei nicht offizinellen = nicht heilkräftigen Kamillenarten ausgefüllt!). Die zwölf bis achtzehn weißen Zungenblüten um die gelbe Mitte sind zuerst ausgebreitet, dann zurückgeschlagen. Die ganzen Pflanzen am stärksten aber die Blüten, duften aromatisch, die Blüten schmekken bitter-aromatisch.

Kamille wächst wild in Europa, Westsibirien, Kleinasien, Afghanistan, im Kaukasus, Iran und in Marokko und ist im nordöstlichen Nordamerika eingebürgert.

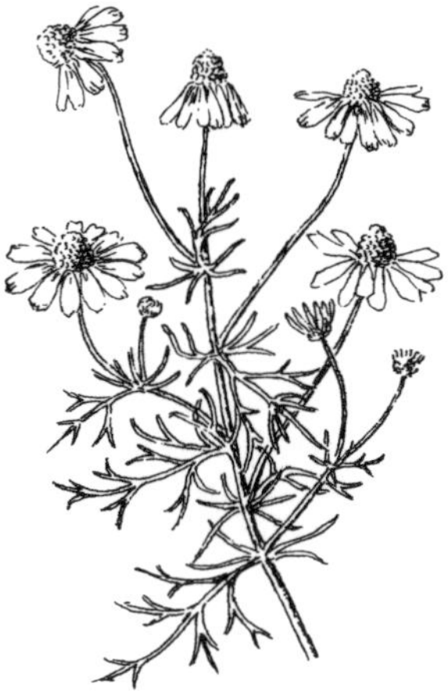

### So können Sie Kamille selbst ziehen

Kamillesamen gibt es überall in Fachgeschäften. Am besten keimt frisches Saatgut, älter als ein Jahr sollte es nicht sein.

Für den Hausgarten ist Vorkultur ratsam. Die Pflänzchen lassen sich gut versetzen, und der Blütenanteil gepflanzter Kamille ist erfahrungsgemäß besonders hoch. Säen Sie im März in vorschriftsmäßig vorbereitete Kistchen. Der staubfeine Samen wird nicht abgedeckt, sondern nur leicht angedrückt. Kamille ist Lichtkeimer. Gießen Sie mit einem Wasser-Feinzerstäuber (Zeichnung →Seite 14) gründlich, aber sehr vorsichtig, damit nichts »verschwemmt« wird. Bei gleichmäßigem Feuchthalten keimen die Samen bereits nach sechs Tagen. Übrigens ist auch Augustsaat möglich, da die Pflanzen völlig winterhart sind.

### Pflanzung, Düngung, Wasser, Pflege

Kamille braucht nahrhaften, tiefgründigen, nicht zu schweren Boden mit hohem Humusgehalt, um Höchsterträge zu bringen.

(Besonders schöne Pflanzen sah ich auf einem Komposthaufen!) Die Pflanzen gedeihen am besten in vollem Licht und bei reichlicher Besonnung. Jungpflanzen aus Märzsaat verpflanzt man Ende April ins Freie, aus Augustsaat im September, Abstand 25 × 20 cm. Sie müssen sie vor dem Zusammenwachsen des Bestandes, die Herbstsaaten auch vor dem Winter, noch einmal von allem Unkraut säubern.

Wenn die Pflänzchen angewachsen sind, beschränkt sich die Pflege auf gelegentliches Gießen bei längerer Trockenheit und Lokkerhalten des Bodens.

Kamille samt leicht aus und wächst im nächsten Jahr am selben Platz oder auch dort, wo sie unerwünscht ist, kann aber ohne Schwierigkeiten entfernt werden. Sie wächst und blüht im geräumigen Gefäß (Balkonkasten, Schale) mit nahrhafter Erde; die Ernte ist hier nur eben geringer als im Freiland.

### Tips zur Ernte, Aufbereitung und Anwendung

Man pflückt die Blütenköpfchen ohne Stiel am dritten bis fünften Tag nach dem Aufblühen, weil dann der Wirkstoffgehalt am höchsten ist. Bei Kamille als Badezusatz dürfen Blütenstiele und etwas Kraut mit verwendet werden. Die ideale Trocknungstemperatur ist 20–35° C, über 35° C soll sie nie liegen. Vor dem Einfüllen in die entsprechenden Gefäße müssen auch die Blütenböden innen völlig trocken sein!

**Tee:** 1 bis 2 Teelöffel Kamillenblüten mit 1 Tasse heißem Wasser überbrühen, nach 10 Minuten abseihen. Gut warm, aber nie heiß getrunken, hilft der Tee bei akuten Magenbeschwerden. Bei Magenschleimhautentzündungen wird er als **Rollkur** angewendet und hilft äußerlich als **Umschlag, Bad** oder **Spülung** bei schlecht heilenden Wunden.

**Kamillen-Dampfbäder:** Übergießen Sie 1 Handvoll Kamillenblüten mit 1 l kochendem Wasser und atmen Sie – Schüssel und Kopf unter einem großen Tuch – die Dämpfe 5 bis 10 Minuten ein; sie helfen bei Schnupfen und Entzündungen des Nasen-Rachen-Raums und der Nebenhöhlen.

Alle an allergischen Krankheiten leidenden Menschen sollten aber erst einmal vorsichtig versuchen, ob sie Kamille vertragen.

## Kümmel

*Carum carvi, Familie Doldengewächse*
Brotkümmel, Fischkümmel, Wiesenkümmel, Gerbe, Kummach, Chümi, Köm, Kämen, Karbei

⊙ ○ – ◑

**Hilft bei:** Blähungen, krampfartigen Magen- und Darmbeschwerden.
**Inhaltsstoffe (Wirkstoffe):** Ätherisches Öl mit 60% Carvon, Carveol, Dihydrocarvon und Limonen, daneben fettes Öl, Eiweiß, wenig Gerbstoffe, Harz.

Die zweijährige Pflanze bildet im ersten Jahr eine Blattrosette von schmalen, zwei- bis dreifach fiederschnittigen Blättern. Erst im zweiten Jahr wächst der hohe aufrechte, kaum beblätterte, verzweigte Stengel, der Blütendolden mit vielen weißen Blütchen (V) trägt. Die 3 bis 5 mm langen schlanken Früchte, die in reifem Zustand in jeweils zwei sichelförmig gebogene Teilfrüchte zerfallen, reifen im VI–VII.

Kümmel, eine der ältesten Heil- und Gewürzpflanzen überhaupt, wächst wild in Europa, Sibirien, Vorderasien und Nordafrika, er ist in Nordamerika eingebürgert. Der bei uns verbreitete Wiesenkümmel unterscheidet sich von der Kulturform durch schwächeren Wuchs und geringere Fruchtgröße.

## So können Sie Kümmel selbst ziehen

Kümmel wird man nur in großen Gärten anbauen, weil für eine lohnende Ernte viel Platz gebraucht wird. Samen bekommen Sie im Fachgeschäft, überall wo es Küchenkräutersamen gibt und bei der Firma Bornträger (Adresse →Seite 113). Sie sind ein bis zwei Jahre keimfähig.

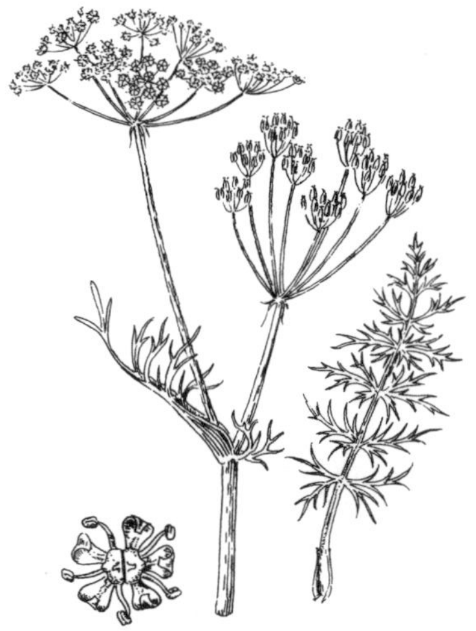

Kümmel wächst am besten in nahrhaften, leicht lehmigen, nicht zu schweren Böden mit ausreichendem Kalk- und Feuchtigkeitsgehalt, der im Garten durch Wässern reguliert werden kann. Wichtig ist ein windgeschützter Platz, damit im zweiten Jahr die Blüten- und Fruchtstände nicht umkippen.

Säen Sie im März/April in flache Rillen, Reihenabstand 35 cm, und decken nur leicht mit Erde ab. Die Keimung dauert ungefähr 2 bis 3 Wochen. Später wird auf 10 cm Abstand in der Reihe verzogen. Der Boden soll im Herbst zuvor tief gelockert, im Frühjahr mit reichlich Kompost und möglichst auch abgelagertem, verrottetem Stallmist verbessert sein. Da Mist ein rarer Artikel ist, können Sie auch getrockneten Kuhmist wie Kutomin (im Handel) verwenden oder einen organischen Volldünger im Frühjahr verabreichen.

Im ersten Jahr brauchen die Jungpflanzen nicht gleich den ganzen Platz. Sie können deshalb zwischen den Reihen jeweils eine Reihe Erbsen säen oder frühe Buschbohnen, die so rechtzeitig abgeerntet sind und abgeräumt werden, daß der Kümmel noch Zeit hat, seine Rosetten kräftig zu entwickeln. Außerdem soll der Anbau gerade dieser Gemüse mit den Knöllchenbakterien an den Wurzeln die Stickstoffversorgung auch des Kümmels verbessern.

Steht der Kümmel wieder allein auf dem Beet, die Erde zwischen den Reihen lockern und das Unkraut entfernen. Bei Trockenheit wird gegossen.

## Weitere Pflege, Wasser, Düngung

Kümmel ist völlig frosthart, Frostschutz während des Winters ist also nicht nötig.

Sobald im darauffolgenden Frühjahr der Boden getaut und gut abgetrocknet ist, wird wieder zwischen den Reihen gelockert, Unkraut entfernt und gleich ein organischer Volldünger oder 15 g Kalkammonsalpeter/qm mit eingebracht, das heißt aufgestreut und eingerecht.

Im Mai wachsen die Blütenstände, die unter Umständen aufgebunden werden müssen, im Juni/Juli reifen die Früchte.

Raupen des Schwalbenschwanz-Schmetterlings kommen manchmal auch an Kümmel vor (→Möhren, Seite 51), schonen Sie sie bitte!

## Tips zur Ernte, Aufbereitung und Anwendung

Da die Früchte nicht alle zur gleichen Zeit reif sind, in reifem Zustand aber leicht abfallen, schneidet man, am besten vormittags, entweder portionsweise die ausgefärbten Dolden oder erntet alle, sobald die ersten sich braun gefärbt haben. Sie müssen an trockener, luftiger, schattiger Stelle über sauberen Tüchern oder Papierbogen (damit ausfallende Früchte nicht verloren gehen) aufgehängt werden. Die Früchte werden nach der Trocknung abgerebelt und in Säckchen oder Dosen gefüllt (→Seite 34). Nicht vollständig getrocknete Früchte schimmeln leicht!

**Tee:** 1 gehäuften Teelöffel zerdrückte Kümmelfrüchte mit 1/4 l kochendem Wasser überbrühen und nach 10 Minuten abseihen. Gut warm und schluckweise getrunken, hilft der Tee bei Blähungen genausogut wie gegen krampfartige Magen- und Darmbeschwerden.

# Löffelkraut

Foto Seite 36

*Cochlearia officinalis, Familie Kreuzblütler*
Löffelkresse, Skorbutkraut, Scharbocksheil, Lungenkresse, Froschlöffel, Zahnlöffel

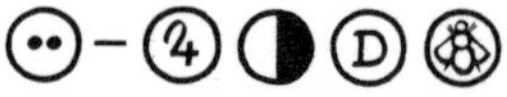

**Hilft bei:** Infektionen (vorbeugend), Appetitlosigkeit, Leberleiden.
**Inhaltsstoffe (Wirkstoffe):** Senfölglykosid, Bitterstoffe, Gerbstoffe, ätherisches Öl, viel Vitamin C, Mineralstoffe.

Die langgestielten, rundlichen, fleischigen Grundblätter des Löffelkrauts bilden eine lockere Rosette. Erst im zweiten Jahr nach der Saat wachsen die etwa 30 cm hohen, kantig gefurchten Stengel. Sie tragen eiförmige bis rundliche, grob gezähnte, stengelumfassende Blätter und in traubenartigen Blütenständen viele kleine weiße, nach Honig duftende Blüten (III-V).

Löffelkraut wächst wild an den Küsten West- und Nordeuropas, an felsigen, sumpfigen Stellen oder in der Nähe von Quellen. In Südeuropa fehlt es. Im späten Mittelalter nahmen die Seefahrer auf weiten Reisen eingesalzenes Löffelkraut mit, als erprobtes Mittel gegen Skorbut (Vitaminmangelkrankheit). Als in unserem Jahrhundert die Vitamine entdeckt wurden, stellte man den erstaunlich hohen Vitamin-C-Gehalt der Pflanzen fest – eine nachträgliche Erklärung der lange bekannten Wirkung.

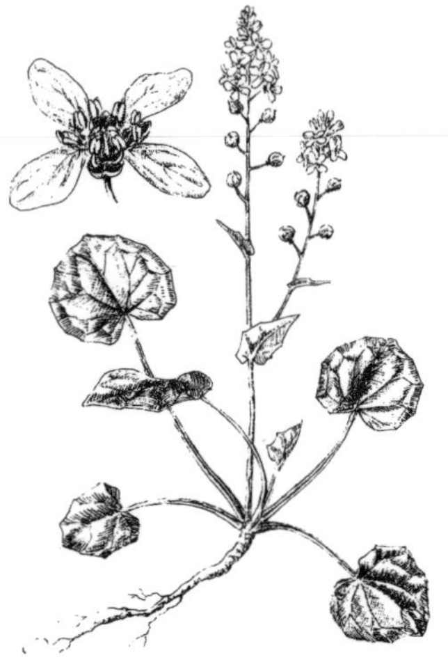

### So können Sie Löffelkraut selbst ziehen

Löffelkrautsamen bekommen Sie außer bei der Firma Bornträger (Adresse →Seite 113) in vielen Fachgeschäften, er bleibt zwei Jahre keimfähig und keimt nach zwei bis drei Wochen. Sie können im April (oder August/September) ins Frühbeet oder auf der Fensterbank in eine Schale in ganz flache Rillen säen, andrücken, abdecken und später pikieren. Auch Direktsaat aufs Gartenbeet ist möglich. Die Reihen sollen 30 cm voneinander entfernt sein, später auf einen Abstand von 20 cm in der Reihe verziehen.

### Pflanzung, Düngung, Wasser, Pflege

Pikiertes Löffelkraut pflanzt man auf 30×20 cm auf das Beet, in den Steingarten oder in Balkonkästen; aber nicht mit anderen Kräutern eng zusammen. Der Platz soll halbschattig sein, also zumindest nicht in der Mittagssonne liegen.

Löffelkraut braucht viel Feuchtigkeit und muß nicht nur in Trockenzeiten gegossen werden.

Gegen Kälte und Frost ist Löffelkraut unempfindlich, die Blätter bleiben sogar unterm Schnee grün. Wer seine Pflanzen gut gepflegt und nicht zu sehr gerupft hat, kann deshalb auch im Winter immer wieder Blätter ernten. Pflanzen im Gefäß können draußen im Garten, auf Terrasse oder Balkon überwintern.

Die Widerstandsfähigkeit gegen Kälte, bei dieser wasserreichen Pflanze erstaunlich, soll auf einer besonderen Beschaffenheit des Protoplasmas (Innensubstanz der Pflanzenzellen) beruhen.

### Tips zur Ernte, Aufbereitung und Anwendung

Das frische Kraut wird vor der Blüte verwendet. Da die Blätter immergrün sind und frosthart, kann es auch im Winter geerntet werden.

**Frische Löffelkrautblätter,** unter grünen Salat gemischt oder allein genossen, beugen Infektionen vor und steigern die Abwehrkräfte des Körpers. Sie wirken appetitanregend, leicht abführend und aktivieren die Leberfunktion. Ebenso wirkt auch der *frisch gepreßte Saft.*

# Möhre

*Daucus carota sativa, Familie Doldengewächse*
Gelbe Rübe, Karotte, Mohrrübe, Wurzeln

**Hilft bei:** Vitamin-A-Mangel, Ernährungsstörungen bei Kindern, Madenwürmern.
**Inhaltsstoffe (Wirkstoffe):** Karotin (Provitamin A), Vitamine $B_1$, $B_2$, C, Flavonoide, ätherisches Öl.

Die Rüben, das was an Möhren eßbar ist, kennt wohl jeder: die kurzen, dicken Karotten frühester Sorten, die langen, unten abgestumpften Möhren von Frühsommer-, Sommer- und Lagersorten. Die steifen, gefurchten, behaarten Stengel der Pflanzen tragen zwei- bis dreifach gefiederte Blätter. Die Doldenblüte mit vielen weißen Einzelblütchen (VI–IX), die erst im zweiten Jahr ge-

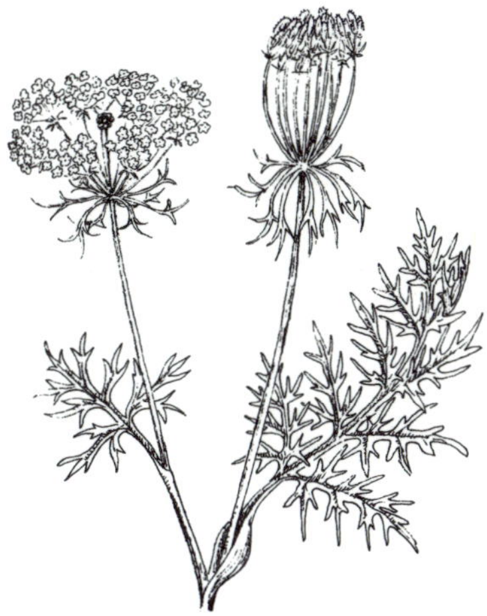

bildet wird, und die man deshalb normalerweise im Garten gar nicht zu sehen bekommt, zieht sich nach dem Verblühen zusammen, so daß die Samenstände aufrecht nach oben stehen.

Die Wilde Möhre, Stammform unserer Gartenmöhren, stammt aus Kleinasien, ist bei uns eingebürgert und häufig auf Ödland, Schuttplätzen, Wiesen und an Wegrändern zu finden.

Zu Heilzwecken verwendet man normalerweise Gartenmöhren, nicht nur, weil sie im Hinblick auf Menge und Wirkstoffe viel ergiebiger sind als die Wildform, sondern auch, weil Wilde Möhren vom Laien leicht mit anderen, unbekömmlichen Pflanzen verwechselt werden können.

## So können Sie Möhren selbst ziehen

Möhren gedeihen am besten auf nicht zu schweren, humusreichen Böden. Gepflegte Gartenböden erfüllen diese Voraussetzungen meist, oder sie lassen sich ohne weiteres durch tiefe Lockerung im Herbst und reichliches Einbringen von Kompost und auch Torf im Frühjahr so herrichten. Frischer Stallmist ist verboten, weil er die Möhrenfliege anzieht, deren Maden Möhren zerstören und ungenießbar machen.

Besonders viel Karotin enthalten die Sorten ›Juwarot‹, ›Rubica‹, ›Rotin‹ und ›Rothild‹. Samen gibt es in jedem Fachgeschäft, sie bleiben drei bis vier Jahre keimfähig. Da Möhren langsam, erst innerhalb von zwei bis drei Wochen keimen, mischen Sie den Samen am besten wenig Radieschensamen unter. Dann sind die Reihen bald zu erkennen, und man kann dazwischen lockern. Günstig für frühe Möhren ist außerdem Mischanbau mit Steckzwiebeln – immer abwechselnd eine Reihe Zwiebeln, eine Reihe Möhren. Zwiebelfliegen verabscheuen Möhrenduft, Möhrenfliegen den Zwiebelgeruch.

Säen Sie im März/April 3 cm tief in Reihen, Reihenabstand für Frühsorten 20 cm, für Lagersorten 25 cm. Möhren, die im Winter gelagert werden sollen, sät man etwas später, Mai bis Anfang Juni, sie halten dann besser.

Der Samen wird angedrückt, die Reihe zugerecht. Bis zur Bildung der ersten Blättchen sollte der Boden nur leicht feucht sein, zu viel Wasser schadet. Der Wasserbedarf steigt erst, wenn die Rüben wachsen und die Ernte näher rückt.

Jede Möhre braucht Platz, um sich gut zu entwickeln, deshalb verziehen Sie die Pflänzchen auf 2 bis 3 cm Abstand in der Reihe. Angießen danach nicht vergessen, damit unabsichtlich gelockerte Wurzeln wieder »Fuß fassen« können.

An Möhren wie an Kümmel und Dill finden sich manchmal Raupen des selten gewordenen, wunderschönen Schwalbenschwanz-Schmetterlings; lassen Sie sie gewähren. Sie sind samtschwarz mit roten Wärzchen, später grün mit schwarzen Binden, die jeweils sechs gelbrote Punkte tragen. Die grüne, gelbe oder dunkelbraune Puppe, aus der im Frühjahr der Schmetterling schlüpft, überwintert draußen.

## Tips zur Ernte, Aufbereitung und Anwendung

Frühmöhren und Sommermöhren werden nach Bedarf herausgezogen, Lagermöhren vorsichtig, am besten mit Hilfe einer Grabgabel, bei trockenem Wetter aus dem Boden genommen, das Laub so abgedreht oder -geschnitten, daß der Wurzelkopf unverletzt bleibt. Beschädigte und angefressene Wurzeln aussortieren, sie müssen bald verbraucht werden. Einwandfreies Erntegut lagert man in Wannen oder Kisten mit Plastikeinlage, in nicht zu schwerer, nötigenfalls sandgemischter, leicht feuchter Erde. Es wird frostfrei, aber sehr kühl gestellt, am besten im Keller bei etwa 10° C. So bleiben die Möhren erstaunlich lange frisch und saftig.

**Frisch gepreßter Möhrensaft** und **frisch geriebene Möhren** helfen bei Vitamin-A-Mangel, Ernährungsstörungen bei Kindern und gegen Madenwürmer. Gegen Ernährungsstörungen und Vitaminmangel gibt man mehrmals täglich 1 Teelöffel oder 1 Eßlöffel Saft, je nach Alter des Kindes oder Erwachsenen, gegen Madenwürmer 1 bis 2 Tage lang nur frisch geriebene rohe Möhren. Die Dosierung muß nicht bis ins Kleinste festgelegt werden, weil Nebenwirkungen nicht zu befürchten sind.

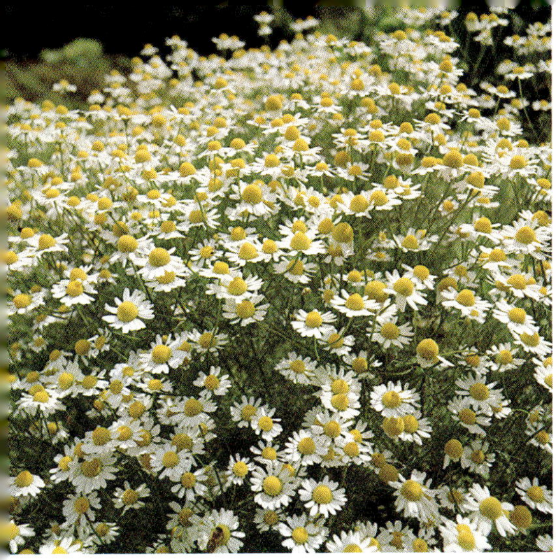
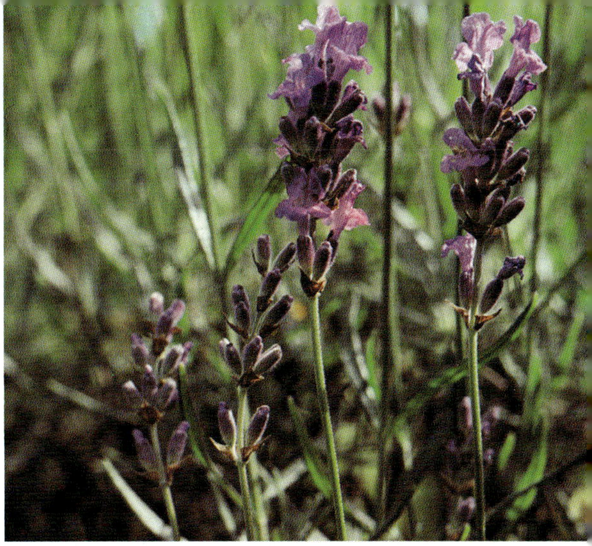
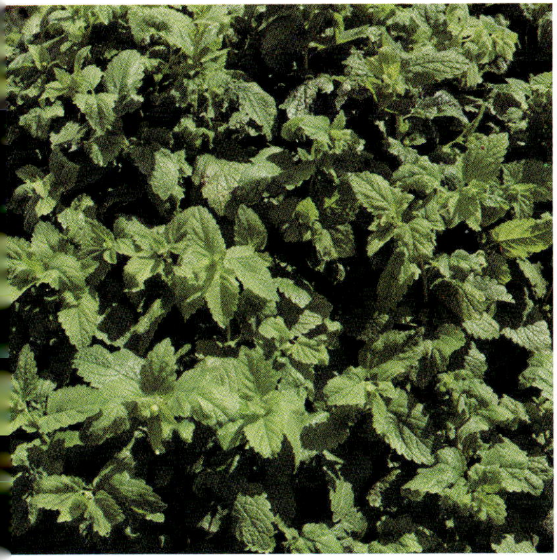
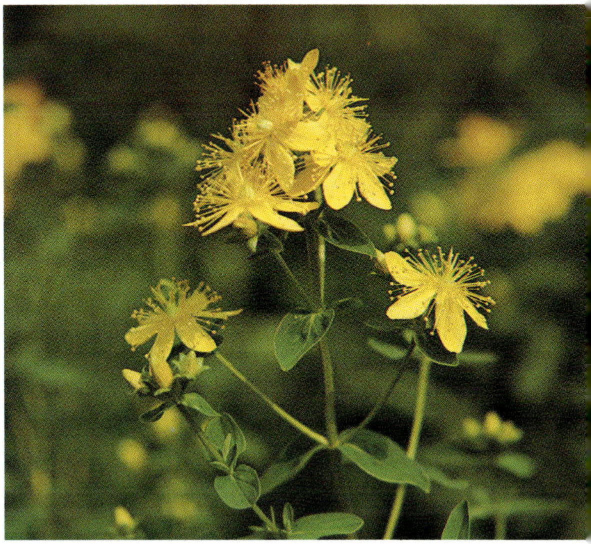
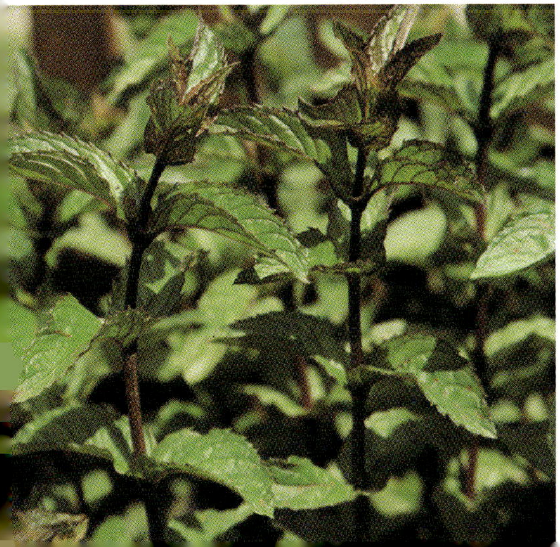
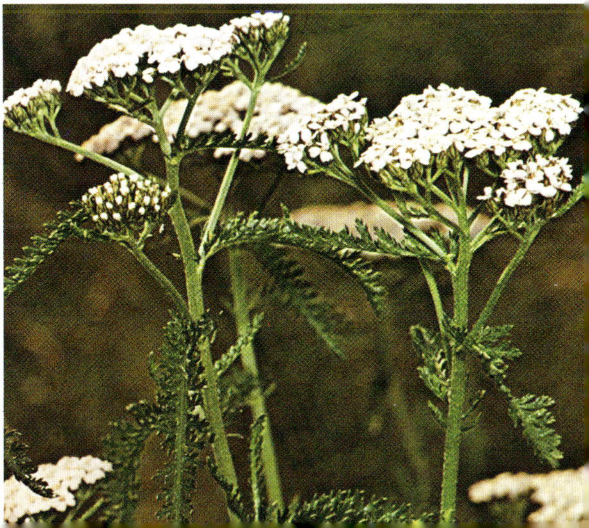

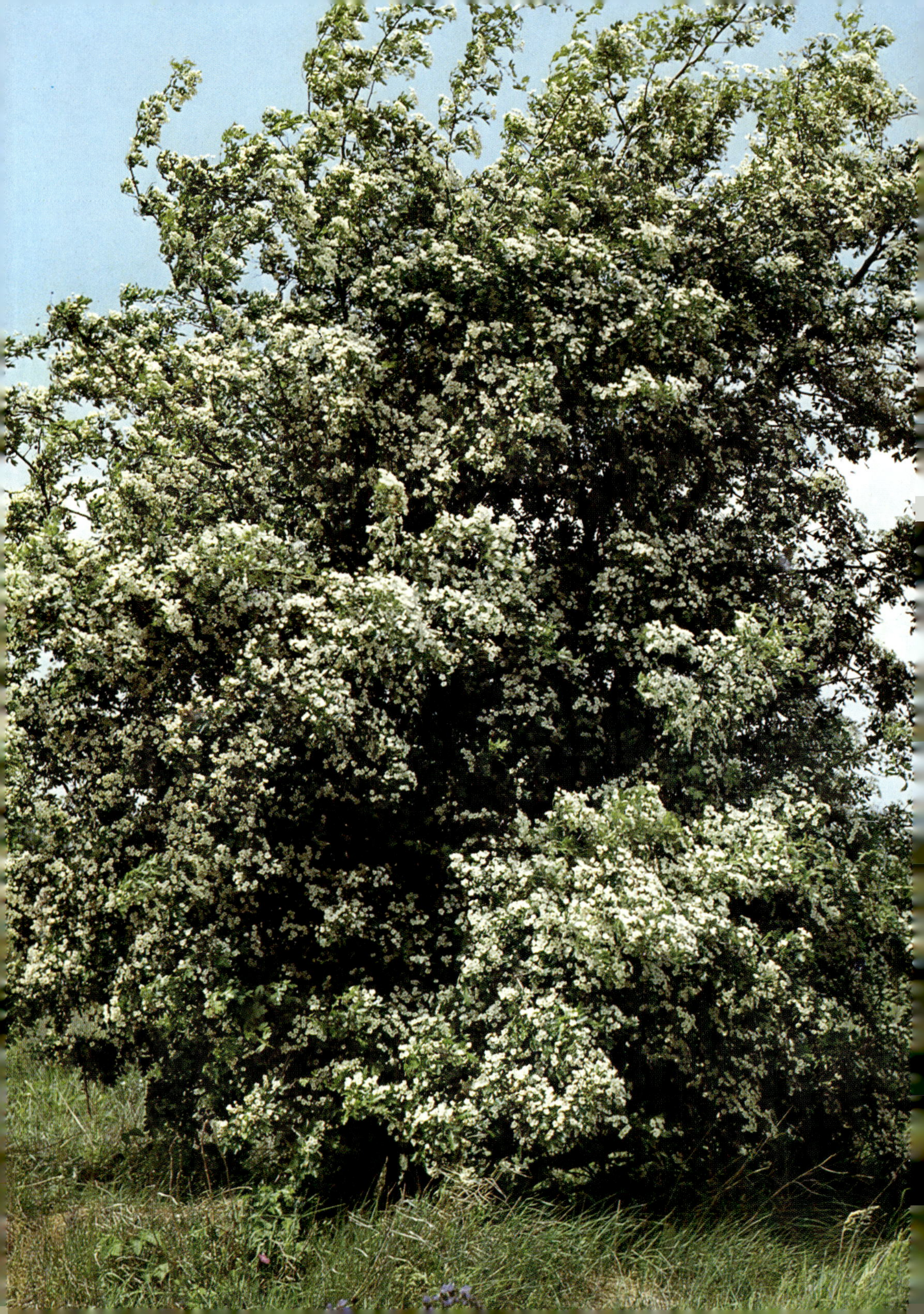

◁ *Der Weißdorn, bewährt als Herz- und Kreislaufmittel, dient auch als Windschutzhecke.*

# Rettich

*Raphanus sativus, Familie Kreuzblütler*
Bierrettich, Bierwurz, Radi

⊙○

**Hilft bei:** Entzündungen der Gallewege, Stein- und Grießbildung; Leberschontherapie.
**Inhaltsstoffe (Wirkstoffe):** Ätherisches Öl mit Allyl- und Butylsenföl; Raphanol, Raphanin, Vitamin C.

Rettiche treiben eine lange, dicke, fleischige Wurzel mit weißer, rosa, roter, brauner oder schwarzer Außenhaut und längliche, kräftig grüne, unregelmäßig gelappte, am Rand schwach gezackte, behaarte Blätter. Die Blütenstände mit den kleinen weißen Kreuzblüten erscheinen, wenn die Rettichwurzeln zu spät geerntet werden oder vorzeitig, wenn die Pflanzen zu trocken stehen. Erwünscht sind sie in der Regel nicht – es sei denn zur Samenernte.

Rettich ist eine sehr alte Kulturpflanze, die Wildform soll aus Vorderasien stammen. Schon vor 2600 Jahren wurden in Ägypten Rettiche gegessen, und vor etwa 2000 Jahren brachten römische Legionäre sie nach Mitteleuropa. Rettiche sind vor allem in Süddeutschland beliebt und fehlen hier in den wenigsten Gemüsegärten.

## So können Sie Rettich selbst ziehen

Rettichsamen bekommen Sie in jedem Fachgeschäft, er bleibt ungefähr vier Jahre keimfähig. Gute Sorten sind unter anderen ›Unus‹, Saat März bis Mai, Abstand 20×20 cm, ›Mainkrone‹, Saat Mai bis Juli, Abstand 25×20 cm, ›Halblanger weißer Sommer‹, Saat Mai bis Juli, Abstand 20×20 cm, ›Rex Neuzucht‹, Saat von Frühjahr bis Herbst, Abstand 20×20 cm, ›Münchner Bier‹, Saat Mitte Juli bis Anfang August, Abstand 25×25 cm, dazu die Lagersorten ›Langer Schwarzer‹, Saat Mitte Juli bis Anfang August, Abstand 25×25 cm, ›Runder Schwarzer‹, der haltbarste von allen, Saat Mitte Juli bis Anfang August, Abstand 25×20 cm. Die Lagersorten bringt man den Winter über frostfrei in sandiger, leicht feuchter Erde unter. Früh- und Sommerrettiche brauchen ungefähr 8 bis 10 Wochen, Winterrettiche 12 bis 15 Wochen bis zur Ernte. Sehen Sie aber in jedem Fall beizeiten nach, damit sie nicht überständig werden.

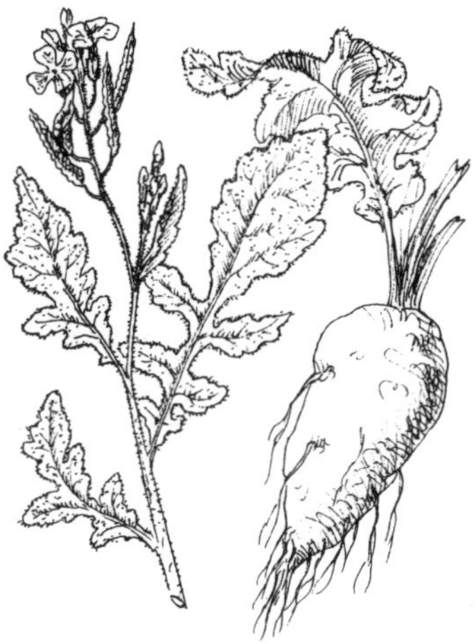

Der Erfolg beim Rettichanbau hängt nicht nur von den Sorten und den richtigen Standweiten ab. Der Boden muß humos, locker und durchlässig sein. Stallmist, der Rettichfliegen anzieht und Ihnen madige Rettiche beschert, ist streng verboten, Kompost dagegen günstig, ebenso wie organische Volldünger (mit Kali!). Sie sollten immer erst nach mehreren Jahren auf demselben Stück anbauen, um spezifische Krankheiten wie zum Beispiel Rettichschwärze zu vermeiden.

Ziehen Sie Reihen im für die jeweilige Sorte richtigen Abstand, drücken je Saatstelle (Abstand in der Reihe) 2 bis 3 Korn 2 cm tief in den Boden und bedecken mit etwas Erde. Nach einer guten Woche, wenn alle Pflänzchen da sind, läßt man an jeder Stelle nur das kräftigste stehen und zwickt die übrigen mit Fingernagel oder Schere ab. Halten Sie feucht, aber nicht naß, damit tun Sie etwas gegen die gefräßigen Erdflöhe und für die Wurzelentwicklung. Reichlichere Wassergaben sind erst angebracht, wenn die Wurzel den Umfang eines dünnen Bleistifts hat, danach bis zur Ernte – das ist entscheidend für die Qualität.

### Pflanzung, Düngung, Wasser, Pflege

Rettiche der Sorten ›Münchner Treib und Setz‹ und ›Rex‹ können Sie auch pflanzen. Dafür säen Sie in eine Schale oder einen Topf am warmen Fenster. Sobald die Keimlinge vom Wurzelansatz bis zu den Keimblättern 5 bis 6 cm messen, pflanzen Sie sie vorsichtig schön senkrecht und bis zu den Keimblättern im sortenrichtigen Abstand (25×20 cm). **Pflanzrettiche** werden bei richtiger Pflege meist besonders groß und schön.

Von Maden befallene oder kranke Rettiche (mit graublauen Verfärbungen um den Rübenkörper = Rettichschwärze) werfen Sie nie auf den Kompost, sondern in den Mülleimer. Sie konservieren das Ärgernis sonst im Kompost und verbreiten es im nächsten Jahr eigenhändig im Garten. Wichtig zur Bekämpfung der Rettichschwärze ist außer den schon erwähnten Maßnahmen gute Kaliversorgung des Bodens, Vermeidung von Kalkgaben und eventuell die Verabreichung von schwefelsaurem Ammoniak in einer Menge von 15 bis 20 g/qm.

### Tips zur Ernte, Aufbereitung und Anwendung

Man verwendet zu Heilzwecken nur weiße und schwarze Sorten. Rettichwurzeln werden geerntet, wenn die für die jeweilige Sorte richtige Zeit da ist, wenn sie ausgewachsen, aber noch zart sind. Später werden sie zäh und holzig. Rettich wird immer frisch verwendet, nie getrocknet. Die Sorten »Langer Schwarzer« und »Runder Schwarzer« lassen sich während des Winters im Lager monatelang frisch halten.

Für die Bereitung von **Rettichsaft** reibt man den Rettich auf einer Glasreibe und preßt gut aus oder benutzt einen Roh-Entsafter, für den die Wurzel vorher in Stücke geschnitten werden muß.

Eine **Saftkur,** beginnend mit einmal täglich 100 g auf nüchternen Magen, wird nach einigen Tagen langsam gesteigert bis auf eine Menge von viermal täglich 100 g und dann langsam wieder vermindert, bis die Anfangsmenge erreicht ist. Sie wirkt galletreibend, bringt Entzündungen in den Gallewegen zum Abklingen, wirkt der Stein- und Grießbildung entgegen und unterstützt die Leberschontherapie.

Für **Rettich-Honig-Saft** raspelt man auf einer Glasreibe einen großen Rettich, vermengt die Raspeln und den Saft mit 3 Eßlöffeln Honig, läßt 10 Stunden stehen und preßt dann aus. Löffelweise mehrmals am Tag eingenommen, hilft der Honigsaft bei Husten.

## Ringelblume

Foto Seite 87

*Calendula officinalis, Familie Korbblütler*
Goldblume, Ingelblume, Gelbsuchtrose, Rinderblume, Butterblume, Ringelrose, Sonnenwende, Studentenblume, Totenblume

⊙ ○ Ⓓ ⊔

**Hilft bei:** Gallebeschwerden, schlecht heilenden Wunden (Umschläge), Entzündungen, Verstauchungen, Geschwüren.
**Inhaltsstoffe (Wirkstoffe):** Ätherisches Öl, Calendula-Sapogenin, Saponine, Glykoside, Bitterstoffe, Schleime, Fermente, organische Säuren.

Die Stengel der bis 50 cm hohen, einjährigen, von unten her verzweigten Pflanze sind nur im oberen Teil feiner verästelt, kantig, beblättert und kurzflaumig behaart wie die ganzrandigen Laubblätter. Die hübschen großen Blüten (VI bis zum Frost) ähneln in der Form Margeriten. Es gibt die Ringelblume in vielen Sorten und allen Farbschattierungen von hellgelb bis dunkelorange, ein-

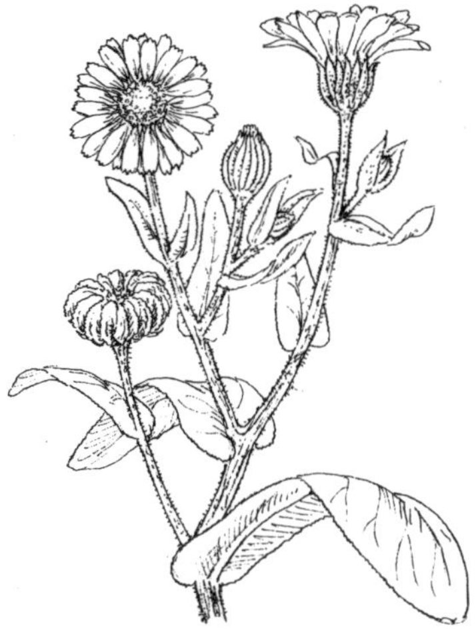

fach, halbgefüllt und gefüllt. Die Blume duftet in allen Teilen kräftig aromatisch. Eine Eigenheit: Während der Blütezeit nehmen Blütengröße und -füllung ständig ab. Die gelblich-weißen bis braunen Früchte sind stark sichelförmig gekrümmt bis geringelt; das hat der Pflanze wohl den Namen eingetragen.

Für den Heilpflanzenanbau wählt man ausschließlich gefüllt blühende Sorten, weil die Ausbeute größer ist. Orangefarbene Blüten sind am »ansehnlichsten«.

Ringelblumen stammen vermutlich aus dem Mittelmeerraum. Im westlichen Südeuropa und in England sind sie eingebürgert und überall in Europa als anspruchslose Zierpflanzen in Gärten zu finden.

## So können Sie Ringelblumen selbst ziehen

Samen verschiedener Sorten bekommen Sie in jedem Fachgeschäft, er bleibt zwei bis drei Jahre keimfähig. Meist sät man Anfang bis Mitte April direkt aufs vorbereitete Beet, Reihenabstand 30 cm, die Keimung dauert um diese Zeit 2 bis 3 Wochen. Oft überstehen auch ausgefallene Samen früherer Pflanzungen an etwas geschützten Stellen den Winter und bescheren uns schon sehr früh junge Pflanzen und Blüten im Mai.

Wenn Sie besonders frühzeitig Blüten haben möchten, können Sie gezielt etwas tun: Säen Sie Anfang März in Kistchen oder Schalen und stellen sie bei Temperaturen um 18° C auf. Dann ist die Keimung nach einer guten Woche abgeschlossen. Von da an ist es wichtig, daß die Sämlinge kühl (12 bis 15° C) und sehr hell gestellt werden, damit sie gedrungen und kräftig heranwachsen. Später kann in Torfmulltöpfe gesetzt werden oder in Multitopfplatten, immer zwei bis drei Pflänzchen zusammen.

Auch zur Pflanzung im Kasten oder auf einem bunten Beet säen Sie Ringelblumen am besten schon so früh in Topf oder Schale und verpflanzen später. Besonders empfehlenswerte Sorten sind ›Orangekugel‹, ›Golden King‹ und ›Fiesta Gitana‹.

## Pflanzung, Düngung, Wasser, Pflege

Ringelblumen gedeihen in jedem guten, etwas lehmigen Gartenboden, aber auch auf anmoorigen Böden, am besten an sonniger, warmer, aber auch noch an halbschattiger Stelle. Sie brauchen viel Feuchtigkeit, vertragen aber keine Staunässe und bekommen bei Dauerregen leicht Mehltau, eine Pilzkrankheit, die als weißlicher Überzug die Laubblätter befällt.

Früh vorgezogene Setzlinge sind Anfang April auszupflanzen, fünf Reihen auf ein Beet, Abstand von Pflanze zu Pflanze 20 cm. Die gut durchwurzelten, vor der Pflanzung durchfeuchteten jungen Ringelblumen wachsen bald an, Mitte Mai gibt es oft schon die ersten Blüten. Der Boden ist locker und unkrautfrei zu halten, bei Trockenheit muß gegossen werden.

Ringelblumen wachsen und blühen auch in größeren Balkonkästen gut. Dafür sind die niedrigen (30 cm) und gedrungenen, gefüllt blühenden ›Fiesta Gitana‹-Sorten besonders geeignet. Man bekommt sie in allen Farbschattierungen von cremegelb bis tieforange.

### Tips zur Ernte, Aufbereitung und Anwendung

Die Blüten müssen voll aufgeblüht bei sehr trockenem Wetter gepflückt und rasch im Schatten getrocknet werden. Die Zungenblüten werden vor der Trocknung vom Blütenboden gezupft.

**Tee:** 1 bis 2 Teelöffel der getrockneten Zungenblüten mit 1/4 l kochendem Wasser übergießen und 10 Minuten später abseihen. Zwei- bis dreimal täglich eine Tasse mäßig warm getrunken, hilft bei Gallebeschwerden. Dieser Tee eignet sich auch für Kompressen, Umschläge und Verbände bei schlecht heilenden Wunden, Unterschenkelgeschwüren, Nagelbettentzündungen, Verstauchungen und kleineren Verletzungen.

# Tausendgüldenkraut

*Centaurium erythraea* (früher *Centaurium minus, Centaurium umbellatum*), *Familie Enziangewächse*
Roter Aurin, Laurinkraut, Fieberkraut, Rötling, Erdgalle, Magenkraut, Centorelle, Piferkraut, Sanktorikraut

⊙-⊙ ◑ 

**Hilft bei:** Appetitlosigkeit, Verdauungsschwäche, Gallenkoliken, körperlichen und geistigen Erschöpfungszuständen.
**Inhaltsstoffe (Wirkstoffe):** Bitterstoffglykoside.

Über der zarten hellgelben, verästelten Wurzel wachsen aufrechte, vierkantige, bis zu 50 cm hohe Stengel, die sich im oberen Teil verästeln. Die Blätter sind schmal, lang,

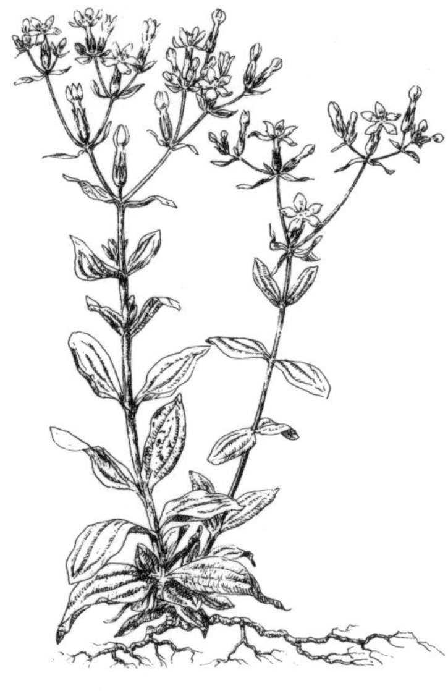

glatt und ohne Stiel, die hübschen, wie kleine Enzian geformten, leuchtend rosa Blüten (VII–X) stehen in gabelig verzweigten lokkeren Blütenständen an den Stengelenden und öffnen sich ganz nur vormittags bei Sonnenschein. Sie ziehen zahlreiche Schmetterlinge an; Dickkopffalter, Grünblauer Bläuling, Scheckenfalter, Tagschwärmer.

Tausendgüldenkraut ist in ganz Europa mit Ausnahme des Nordens, in West- und Mittelasien und in Nordafrika zu Hause, in Nordamerika eingebürgert. Es wächst bei uns auf sonnigen Waldwiesen, an Wegrainen und Berghängen halb versteckt zwischen

Gras und ist nirgendwo besonders häufig. Es ist teilweise geschützt.

### So können Sie Tausendgüldenkraut selbst ziehen

Den staubfeinen Samen bekommmen Sie bei der Firma Bornträger (Adresse →Seite 113), er bleibt zwei bis drei Jahre keimfähig. Säen Sie im März/April oder im Juni in Kistchen oder Schalen mit vorher bereits durchfeuchteter, aber nicht nasser Erde, so dünn wie irgend möglich. Es wird nicht abgedeckt, sondern nur leicht angedrückt und – soweit nötig – mit einem Feinzerstäuber feucht gehalten, um den Samen nicht zu »verschwemmen«. Tausendgüldenkraut ist Lichtkeimer und keimt im Hellen und bei Zimmertemperatur nach 10 bis 14 Tagen. In einem Dunkelversuch waren die Sämlinge nach drei Jahren noch nicht da, allerdings ohne daß die Samen an Keimkraft verloren hatten. Nach etwa vier Wochen sollten Sie pikieren, denn die Pflanzen stehen auch bei sorgfältiger dünner Saat immer bald zu eng und »treiben sich hoch«. Dieses Verpflanzen macht Mühe, lohnt sich aber.

Vergessen Sie bitte nicht, in die Pikierkisten unter die Erde eine dünne Schicht groben Sand einzufüllen. Sie können Tausendgüldenkraut auch in ein Wiesenstück säen. Dazu mischt man die Samen gut mit lockerer Komposterde, streut dünn auf die Wiesennarbe und walzt an.

### Pflanzung, Düngung, Wasser, Pflege

Kalkhaltige, lehmige, aber auch sandige und moorige Böden mit genügend Feuchtigkeit bis in 1400 m Höhe hinauf bieten gute Wachstumsbedingungen. Staunässe wird nicht vertragen. Wenn Sie dem Boden Kompost geben, genügt das.

Pflanzen aus Frühjahrssaat können Sie im August nach draußen setzen, Abstand 20× 10 cm, vielleicht zwischen Stauden-Schmuckgräser (Staudengärtnereien), die schon im Frühjahr gepflanzt wurden.

Pflanzen aus Junisaat überwintern pikiert in den Kistchen, immer fast bis zum Rand in Erde eingesenkt, entweder im ungeheizten, ungepackten Frühbeet (= kalten Kasten) oder auf einem Beet unter fabro Schattierfolie oder Fichtenreisig. Das Frühbeet muß gelüftet, die Kistchen darin wie draußen gegen raschen Wechsel von Tauen und Gefrieren auch durch fabro Schattierfolie oder Fichtenreisig geschützt sein. Im Frühjahr bekommen die Pflanzen in den Kistchen nach Durchfeuchtung der Erde eine mineralische Düngung von 2 g/l Wasser bevor sie ausgepflanzt werden. Nachbrausen mit klarem Wasser nicht vergessen!

Warm überwinterte Pflanzen blühen nicht. Pflanzen, die allein, ohne Gräserschutz stehen, erfrieren im Winter leicht und »verbrennen« im Sommer, bekommen bräunliche, ausgebleichte Blätter.

### Tips zur Ernte, Aufbereitung und Anwendung

Weil Tausendgüldenkraut in Mischkultur mit Gräsern angebaut wird, ist es am Vormittag meist noch taufeucht und wird deshalb in den frühen Nachmittagsstunden geerntet. Schneiden Sie das blühende Kraut über der Blattrosette, bündeln es und hängen es zum Trocknen an einem luftigen Platz auf.

**Tee:** 1 Teelöffel Kraut mit 1/4 l kaltem Wasser übergießen, unter gelegentlichem Umrühren 6 bis 10 Stunden stehenlassen, abseihen und dann erst auf Trinktemperatur erwärmen. Ein Tasse vor den Hauptmahlzeiten ungesüßt getrunken, hilft gegen Appetitlosigkeit und Verdauungsschwäche durch mangelnde Magensaftabsonderung, gegen Störungen der Magenentleerung, beugt Gallekoliken vor und ist ein gutes Mittel bei nervöser Erschöpfung von Menschen, die körperlich und geistig überlastet sind.

# Arnika

Foto Seite 17

*Arnica montana, Familie Korbblütler*
Bergwohlverleih, Engelkraut, Johannisblume, Kraftwurz, Fallkraut, Marienkraut, Wolfsblume, Blutblume, Gemsblume, Vergangkraut, Konnesblume, Mitterwurz, Ochsenwurz
und *Arnica chamissonis, Familie Korbblütler*

④○-◑

**Hilft bei:** Zerrungen, Quetschungen, Blutergüssen, schlecht heilenden Wunden, Entzündungen im Mund- und Rachenraum sowie bei Herzbeschwerden.
**Inhaltsstoffe (Wirkstoffe):** Ätherisches Öl, Bitterstoffe, Gerbstoffe, Flavonglykoside, bakteriostatische Stoffe.

Alle Arnika sind Stauden. Bei *Arnica montana* bilden grundständige, länglich-ovale, behaarte Blätter direkt über dem Boden eine Rosette. Der mit weichen Drüsenhaaren und wenigen kleineren Blättern besetzte, 15 bis 20 cm hohe Blütenstengel wächst daraus aufrecht nach oben. Am Ende des Stengels öffnet sich die erste, dunkel dottergelbe, aromatisch riechende Blüte (V–VI), etwas zerzaust aussehend, mit 15 bis 20 Zungenblüten um die Mitte aus röhrenförmigen Scheibenblüten. Aus den Achseln des obersten Blattpaares entwickeln sich zwei weitere Knospen. Der bleistiftstarke braune Wurzelstock kriecht flach im Boden, die Wurzelfasern daran sind dick und gelblich.

*Arnica chamissonis* wird höher als *Arnica montana* und hat längere, spitzere, stärker geaderte Blätter mit unregelmäßig gesägtem Rand. Die weiche Behaarung an Stengel und Blättern ist weniger dicht. Aus der Achsel jedes Stengelblattes entwickelt sich eine weitere Verästelung mit zwei bis drei Blüten (VI–VIII). Die hier etwas kürzeren, goldgelben Zungenblüten sitzen regelmäßig und »ordentlich« um die bräunlich gelbe Mitte.

*Arnica montana* kommt in den europäischen Gebirgen bis in Höhen von 2800 m vor, auf feuchten und trockenen Bergwiesen, auf grasigen Hügeln und austrocknenden Hochmooren. Manchmal wächst sie auch in der Ebene, aber dann auf sauren Böden mit durchlässigem, sandigem Untergrund und hohem Torfanteil.

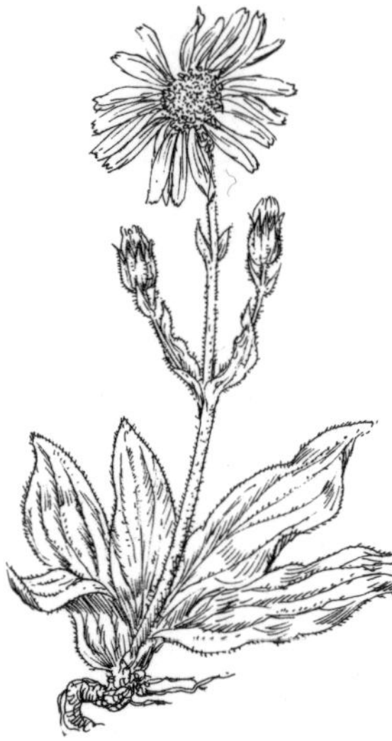

Arnica montana ist selten geworden und deshalb teilweise geschützt. Das bedeutet, daß höchstens Blüten gepflückt, die Pflanzen aber weder beschädigt noch vom Standort entfernt werden dürfen. In Frankreich nennt man *Arnica montana* auch Vogesen- oder Alpentabak, da die pulverisierten Blüten als Niespulver verwendet werden.

*Arnica chamissonis* ist in Nordamerika heimisch und wächst wild an der Pazifikküste von Alaska bis Kalifornien – ein Zeichen für ihre Anpassungsfähigkeit. Sie ist als offizinell (= arzneilich wirksam) anerkannt und steht in Menge und Güte ihrer Inhaltsstoffe nicht hinter der bekannteren *Arnica montana* zurück.

## So können Sie Arnika selbst ziehen

Samen von *Arnica montana* erhalten Sie bei den Firmen Fetzer und Mauser; Samen von *Arnica chamissonis* bekommen Sie bei der Firma Bornträger (Adressen →Seite 113). *Arnica montana* ist heikel in Anzucht und Pflege, mit ihr sollte sich nur abgeben, wer gern experimentiert und bei Mißerfolgen nicht gleich aufgibt. Die Pflanzen gedeihen ausschließlich bei saurer Bodenreaktion (pH-Wert 4,5 bis 5,5), wie sie in unseren Gärten normalerweise nicht vorkommt, und bei gutem Wasserabzug. Es muß also alles entsprechend vorbereitet und dann auch in diesem Zustand erhalten werden.

Sie brauchen für die Saat eine Schicht groben Sand unten im Gefäß und darüber reinen Weißtorf oder stark torfhaltige, am besten ungedüngte Fertigerde wie Frux O, die Sie vielleicht in einer Gärtnerei bekommen können. Der Samen sollte so frisch wie möglich sein und auch bei sorgfältigster Lagerung nie älter als ein Jahr!

Aussaatmonate sind April oder Juli, die Keimung dauert etwa eine Woche. Junge Pflänzchen aus Julisaat werden in Gefäße pikiert und bleiben den Winter über draußen.

## Pflanzung, Düngung, Wasser, Pflege

Pflanzen aus Aprilsaat setzen Sie im August bis September im Abstand 20×15 cm in Gefäße mit Weißtorf oder Fruhstorfererde O.

Gefäßpflanzen müssen Sie im Abstand von zwei Wochen mit einer Lösung von 1 g/l eines Blumenvolldüngers gießen (ich verwende hier Hakaphos) und mit klarem, am besten entkalktem Wasser nachbrausen (Wasser läßt sich durch Einhängen von torfgefüllten Säcken entkalken). Letzte Düngung je nach Witterung Anfang bis Mitte September.

In schneelosen Wintern muß bei Frost mit Fichtenreisig oder Euflor-Schattierfolie abgedeckt, bei mildem trockenem Wetter gegossen werden. Vernässen ist aber genauso gefährlich wie Vertrocknen! Deshalb sind die Sandschicht am Gefäßgrund und der hohl liegende Topfscherben, die das Wasser ableiten, so wichtig. In langdauernden Regenperioden wird es manchmal nötig, Töpfe und Schalen unter Dach aufzustellen, also im gut gelüfteten Frühbeet oder auf der Terrasse. Im Frühjahr, sobald es taut, düngen Sie wieder in zweiwöchentlichem Abstand mit Blumenvolldünger nach Vorschrift (1 bis 2 g/l Wasser), sonst verhungern die Pflänzchen. Sind die Gefäßpflanzen kräftig herangewachsen, setzen Sie sie in entsprechend tiefe Balkonkästen (18 bis 20 cm) oder in ein Torfbeet.

Das Torfbeet im Garten macht etwas Arbeit. Heben Sie den Boden an dieser Stelle 30 cm tief aus und umgeben das Geviert mit einer ebenso tief reichenden und 3 bis 5 cm über die Erdoberfläche ragenden Betonmauer oder mit Eternitplatten. Im Notfall tun es auch (mit pflanzenunschädlichen Mitteln!) imprägnierte Bretter in den gleichen Abmessungen, die nur nicht so lang »leben«, aber auch – wie beabsichtigt – das kalkhaltige Wasser der Umgebung abhalten. Auf den Boden der ausgehobenen Grube füllen Sie etwa 5 cm hoch Kies oder groben Sand, darüber ein Torfkultursubstrat wie TKS 1 oder Fruhstorfererde O und setzen die Pflanzen im oben angegebenen Abstand hinein.

Hübscher sieht eine *Arnica montana*-Pflanzung natürlich ohne Abgrenzung aus. Wenn Sie das möchten, bringen Sie nach Entfernen aller Unkräuter und Lockerung des Bodens eine 25 cm hohe Humusauflage aus grobem Weißtorf und Quarzsand, Lavaschlacke (in Baugeschäften) und zerkleinerten Fichten-, Tannen- oder Kiefernzweigen auf die vorgesehene Pflanzfläche (Verhältnis Torf zu Zusatzstoffen 6:1). Wichtig ist, daß der Torf vor Verwendung vorschriftsmäßig gedüngt wird: Mischen Sie unter 2 Ballen $1^1/_2$ kg Poly-Crescal und 50 g Radigen, so gleichmäßig wie möglich. Im Spätherbst (Oktober) decken Sie den Boden um die Arnikapflanzen fingerdick mit Weißtorf ab. Das schützt gegen Frost und erhält die Erde so sauer, wie Arnika es braucht. Wenn alles gut geht, können Sie bei Frühjahrssaat vom Vorjahr Ende Mai mit den ersten Blüten rechnen, bei Herbstsaat ein Jahr später. Und wenn Sie Glück haben, wachsen und blühen die Pflanzen weiter unter Ihrer Pflege.

*Arnica chamissonis* ist unproblematisch in der Anzucht und wächst in jedem normalen Gartenboden üppig. Da sie inzwischen als offizinell anerkannt ist und ihr Wirkstoffgehalt sich durchaus, wie schon erwähnt, mit dem von *Arnica montana* messen kann, möchte ich sie allen empfehlen, die es weniger kompliziert lieben. Auch *Arnica chamissonis* säen Sie im Sommer aus, auch sie keimt nach einer Woche. Anzucht und Überwinterung wie bei *Arnica montana.*

### Pflanzung, Düngung, Wasser, Pflege

Im Frühjahr pflanzen Sie auf ein normal vorbereitetes Gartenbeet, Abstand 15 bis 20 cm nach allen Seiten. Die Pflanzen wachsen dort gut, blühen ab Juni bis in den August hinein und haben im zweiten Jahr bereits die Fläche »dicht« gemacht. Auch *Arnica chamissonis* wächst und blüht im großen Gefäß.

Wenn Sie nicht alle Blüten trocknen wollen – frische Blüten sehen in der Vase hübsch aus und halten sich dort gut.

Beide Arnika-Arten wirken im Frühjahr oft »wie tot«. Sie treiben aber normalerweise aus dem kräftigen Wurzelstock wieder durch, wenn die übrigen Wachstumsbedingungen stimmen, und sie blühen auch – ihre Widerstandsfähigkeit gegen Kälte ist groß.

### Tips zur Ernte, Aufbereitung und Anwendung

Die Blütenköpfchen werden ab dem zweiten Jahr nach der Pflanzung während der Hauptblütezeit an sonnigen Tagen gepflückt, vom derben Hüllkelch befreit und im Schatten so rasch wie möglich getrocknet.

**Tee:** 1 Teelöffel Arnikablüten mit $^1/_4$ l kochendem Wasser übergießen und nach 10 Minuten abseihen. Schluckweise und lauwarm getrunken, hilft der Tee zur besseren Durchblutung und zur Beruhigung des nervösen Herzens.

*Wichtig: Die für die Zubereitung angegebenen Mengen nie überschreiten, da zu hohe Dosierung leicht zu Magen-, Darm- und Herzstörungen führt!*

Äußerlich eignet sich Arnika-Tee, im Verhältnis 1:1 mit Wasser verdünnt, zu **Umschlägen und feuchten Verbänden** bei Zerrungen, Quetschungen, Blutergüssen und schlecht heilenden Wunden. Er hilft auch bei Entzündungen im Mund- und Rachenraum, wenn man ihn mäßig warm zu **Spülungen** oder zum Gurgeln verwendet.

Überempfindliche Menschen bekommen manchmal Hautreizungen, vor allem, wenn zu stark dosiert wird. Sie müssen dann den Tee schwächer ansetzen oder notfalls mit der Behandlung aufhören.

# Baldrian

Foto Seite 36

*Valeriana officinalis, Familie Baldriangewächse*

Dammarg, Katzenkraut, Menten, Stinkwurz, Tannmark, Waldspeik, Wendkraut, Katzenwurzel, Dreifuß, Augenwurz, Maria-Magdalena-Wurzel, Tollerjan, Mondwurzel

④ ○–◑ Ⓓ

**Hilft bei:** Schlaflosigkeit, Nervosität, nervösem Herzklopfen.
**Inhaltsstoffe (Wirkstoffe):** Ätherisches Öl mit Valepotriaten, Valerensäure, Gerbstoff, Harz, Gummi, Stärke.

Baldrian kann bis über 1 m hoch werden. Der kurze Wurzelstock mit vielen 2 bis 3 mm dicken und 10 bis 20 mm langen Faserwurzeln treibt unterirdische Ausläufer. Die runden gerillten Stengel tragen stattliche aus 15 bis 21 Blättchen zusammengesetzte Fiederblätter. Die rötlichen, selten auch ganz weißen, röhrenförmigen Blütchen ste-

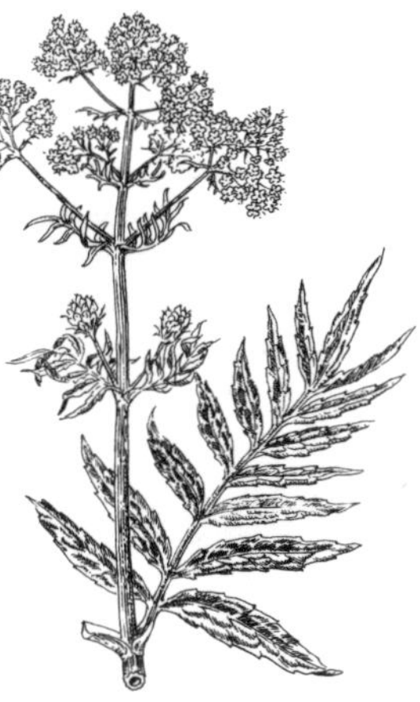

hen in großen Dolden an den Stengelenden (VI–IX). Die ganze Pflanze duftet eigenartig. Baldrian ist in Europa, West- und Mittelasien, Sibirien, der Mandschurei und in Japan heimisch, im nordöstlichen Nordamerika eingebürgert. Bei uns wächst er in Auwäldern, an Fluß- und Bachufern, auf moorigen Wiesen, an Dämmen und Gebüschen, von der Ebene bis in die Bergwälder.

Zur Verwertung wird Baldrian auch vielfach im Großen angebaut. Er eignet sich außerdem für feuchte Stellen in Parks und großen Gärten zum Verwildern.

## So können Sie Baldrian selbst ziehen

Baldrianpflanzen können Sie bei der Firma Bornträger kaufen. Samen gibt es ebenfalls dort, außerdem bei der Firma Jelitto (Adresse →Seite 113) und in vielen Fachgeschäften; er ist nur ein halbes bis ein Jahr keimfähig. Säen Sie im März bis April, möglichst dünn in Kistchen, drücken an, decken nicht ab und halten bis zur Keimung nach 3 bis 4 Wochen feucht. Zum Schutz gegen Austrocknung und Vögel decken Sie bis dahin am besten mit fabro Schattierfolie ab. Später, nach 3 bis 5 Wochen ist zu pikieren. Anzucht aus Samen ist anderen Vermehrungsarten vorzuziehen, besonders Teilungspflanzen treiben viele Schosser, die den Wurzelertrag mindern, wenn sie nicht regelmäßig frühzeitig entfernt werden. Da die Pflanzen nur langsam keimen und sich anfangs auch zögernd entwickeln, sollten Sie bei eventueller Freilandsaat dem Samen etwas Boretsch- oder Radiessamen beimischen, um bald lockern und Unkraut zwischen den Reihen entfernen zu können.

## Pflanzung, Düngung, Wasser, Pflege

Baldrian wächst in jedem guten kalkhaltigen Gartenboden, wenn er nur genügend locker und feucht ist, an sonniger oder halbschattiger Stelle. In schweren Böden entwickeln sich die Wurzeln ungenügend. Reichlich eingebrachter Naturdünger (Kompost, **verrotteter** Mist) erhöht den Ertrag. Mineralischer Dünger wird schlecht vertragen. An das Klima stellt die Pflanze keine besonderen Ansprüche, sie gedeiht auch in rauhen Lagen.

Pflänzchen aus früher Saat werden im Sommer (Juni/Juli) aufs Beet gesetzt, Abstand 40 × 30 cm. Feucht halten nicht vergessen! Ausläuferpflanzen können im zeitigen Frühjahr abgetrennt und gepflanzt werden. Hier ist bei guter Pflege bereits im Herbst (September/Oktober) des gleichen Jahres mit einer kleinen Wurzelernte zu rechnen. Teilung älterer Pflanzen kommt bei Austrieb oder im Oktober in Frage. Abstand auch bei diesen beiden Vermehrungsarten wie für die Sämlinge angegeben.

Während des Sommers ist ab und an zu jäten, zu lockern und in regenlosen Zeiten zu gießen. Außerdem darf nicht vergessen werden, entstehende Blütentriebe bis unten hin abzuschneiden, um üppiges Wurzelwachstum zu fördern.

### Tips zur Ernte, Aufbereitung und Anwendung

Da auch im Herbst das Wurzelwachstum noch stark ist, gräbt man Baldrianwurzeln erst, wenn das Laub abgestorben ist, etwa im Oktober. Sie sind auszuschütteln, gründlich zu waschen und, nachdem die dünnen Wurzelfasern mit einem groben Kamm entfernt wurden, zum Trocknen aufzuhängen oder künstlich bei Temperaturen nicht über 35° C zu trocknen. Erst dabei entwickelt sich der charakteristische Baldriangeruch. Wurzeln zweijähriger Pflanzen enthalten am meisten Wirkstoffe, vor allem, wenn sie nicht zu naß stehen. Bei plötzlich einsetzendem Frost kann die Ernte auch bis zum Frühjahr verschoben werden.

**Tee:** 2 bis 3 Teelöffel zerkleinerte Wurzel mit $^1/_4$ l kaltem Wasser übergießen, unter gelegentlichem Umrühren 10 bis 12 Stunden stehen lassen und dann abseihen. Nach Bedarf oder auch regelmäßig zwei- bis dreimal täglich eine Tasse getrunken, wirkt Baldriantee gegen Schlaflosigkeit, nervöses Herzklopfen und nervöse Unruhe. Da er nicht schläfrig macht, sondern lediglich beruhigend und entkrampfend (entspannend) wirkt, ist er auch aufgeregten Prüfungskandidaten zu empfehlen.

Für das **Bad** werden 100 g zerkleinerte Baldrianwurzel mit 1 l kaltem Wasser 10 Stunden lang ausgezogen und danach abgeseiht. Diese Flüssigkeit, dem Vollbad zugesetzt, wirkt entspannend und schlaffördernd.

## Bärentraube

Foto Seite 105

*Arctostaphylos uva-ursi, Familie Heidekrautgewächse*
Achelkraut, Bärentee, Garlen, Granten, Wilder Buchs, Wolfsbeere, Rauschgranten, Mehlgranten, Totenmyrte, Steinbeere, Teppichstrauch, Harnkraut, Sandbeere

(♄) ○

**Hilft bei:** Blasen- und Nierenbeschwerden, desinfiziert die ableitenden Harnwege.
**Inhaltsstoffe (Wirkstoffe):** Arbutin, Gerbstoffe, Flavonglykoside, organische Säuren.

Bärentrauben sind immergrüne Zwergsträucher. An den niederliegenden Ästen sitzen die verkehrt eiförmigen, dicken, lederartigen, oberseits deutlich genetzten Blätter. Im Gegensatz zu den Blättern der Preiselbeeren haben sie keine braunen Pünktchen auf der

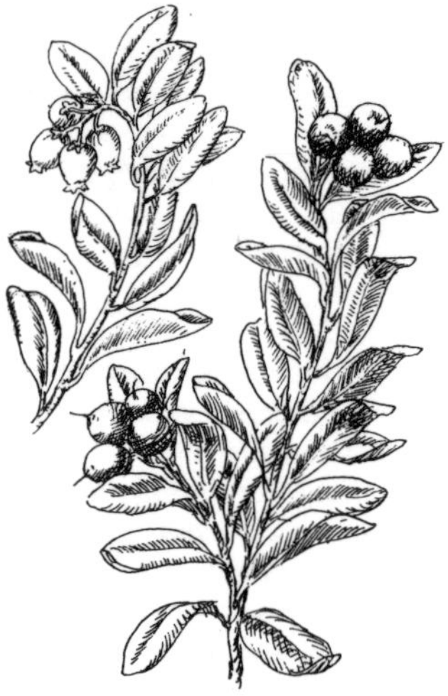

Unterseite – ein sicheres, einfaches Unterscheidungsmerkmal. Die Blüten (IV–VI) sind kleine weiß-rosarote Glöckchen mit gezähntem Saum, die roten Beerenfrüchte schmecken säuerlich-herb und eignen sich

weder zum Essen noch zur Verarbeitung. Die Pflanzen bilden im Lauf der Zeit einen 10 bis 25 cm dicken grünen Teppich, der sich im Herbst hübsch braunrot verfärbt.

Bärentrauben kann man in Nordeuropa auf humusreichem Moorboden und Heideland, in Mitteleuropa vor allem in Bergnadelwäldern und sogar noch über der Waldgrenze finden. Sie wachsen auch in Südeuropa und in Nordamerika bis Virginia, Illinois und Kalifornien. In England ist die Pflanze schon seit dem 13. Jahrhundert offizinell, bei uns erst seit dem 18. Jahrhundert. Sie ist ein ausgezeichneter, anpassungsfähiger Bodendecker.

## So können Sie Bärentrauben selbst ziehen

Die ersten Pflanzen müssen Sie kaufen (beispielsweise bei den Firmen Dr. H. Simon oder Lorenz von Ehren; Adressen → Seite 113). Später können Sie selbst weiter vermehren – durch bewurzelte, niederliegende Triebe, eine Art Ausläufer, durch Stecklinge oder – etwas umständlicher und schwieriger – durch Samen.

**Triebe,** die am Boden aufliegen, sind oft bewurzelt oder durch Festklammern am Boden mit einem Drahthaken zur Bewurzelung zu bringen. Vorsichtig, unter Schonung der Wurzeln, herausgenommen, können sie eingetopft und bis zur Durchwurzelung des Ballens und deutlichem Weiterwachsen im Gefäß gepflegt werden.

**Stecklinge** von ausgereiften (nicht mehr weichen, aber auch noch nicht verholzten) Trieben schneidet man in einer Länge von 6 bis 10 cm entweder von August bis Oktober oder von Anfang November bis Ende Januar. Die Herbststecklinge werden in ein Gemisch aus zwei Teilen Torf und einem Teil Sand in Kistchen oder Töpfe, die Winterstecklinge in feinen Sand gesteckt. Die Herbststecklinge läßt man unter Folie bei einer Bodenwärme von etwa 18° C bewurzeln, also im nach Bedarf gelüfteten Kasten oder auf der Fensterbank. Die Lufttemperatur soll nicht über 20° C steigen, heller Stand ist nötig, direkte Besonnung schadet. Nach der Bewurzelung stellt man sie den Winter über hell, bei etwa 15° C; November/Januar-Stecklinge werden nach dem Stecken im ungeheizten und ungepackten Frühbeet (= kalten Kasten) aufgestellt. Die Frühbeetfenster sind je nach Außentemperatur hoch oder flach zu lüften, leichtes Feuchthalten des Sandes nicht vergessen!

Für die **Aussaat** müssen Sie gleich nach der Reife die Samen vom Fruchtfleisch trennen, auswaschen, mit feinem Sand mengen und aussäen. Sonst kommt es zur Ausbildung einer starken Keimhemmung, und Sie wundern sich, warum Sie keine jungen Pflänzchen bekommen. Die Saat muß abgedeckt und übersiebt werden. Die Saatgefäße können im kalten Kasten stehen oder draußen unter Folienschutz, das Substrat soll immer leicht feucht sein. Bis zum Frühjahr ist die Keimung abgeschlossen. Die Pflänzchen sind dann bald zu pikieren oder einzeln in kleine Töpfchen zu setzen.

## Pflanzung, Düngung, Wasser, Pflege

Bärentrauben wachsen noch in großen Höhen und sogar an heißen Stellen, wenn der Boden nur humos und nicht allzu trocken ist. Sie gedeihen auch in normaler, kalkhaltiger Gartenerde, obwohl sie draußen meist auf sauren Böden vorkommen.

Herbststecklinge pflanzen Sie im April bis Mai nach draußen. November/Januar-Stecklinge, bei denen die Bewurzelung erst im April/Mai abgeschlossen ist, setzt man am besten im Juni in 9 cm-Töpfe oder 0,5 l-Container, bevor sie im August/September genau wie die pikierten Sämlinge ihren endgültigen Platz im Garten bekommen. Vor dem Austopfen den Ballen gut durchfeuchten, damit er möglichst vollständig erhalten bleibt.

Sie brauchen auf stark geneigtem Gelände 8 bis 10, sonst nur 3 bis 5 Pflanzen/qm.

Im ersten Winter sollten Sie die jungen Bärentrauben durch Fichtenreisig schützen.

Schon nach 2 bis 3 Jahren decken die Sträuchlein normalerweise 70 bis 80% der bepflanzten Fläche. In den ersten Jahren wachsen sie stark, dann läßt die Wuchskraft nach, und sie beginnen zu blühen.

### Tips zur Ernte, Aufbereitung und Anwendung

Bärentraubenblätter können das ganze Jahr über geerntet werden, enthalten aber im Spätsommer und Herbst die meisten Wirkstoffe. Trocknung ist im Schatten ebenso möglich wie in der Sonne, weil die derben Blätter alle Wirkstoffe gut schützen.

**Tee:** 1 bis 2 Teelöffel Blätter mit $^1/_4$ l kaltem Wasser ansetzen, mindestens 12 bis 24 Stunden stehenlassen, während dieser Zeit ab und zu umrühren und dann abseihen. Erst jetzt wird leicht erwärmt und zwei- bis dreimal täglich eine Tasse getrunken. Der Tee wirkt ausgezeichnet gegen akute Blasenentzündungen, wie sie oft nach Erkältungen auftreten. Damit die Wirkstoffe voll zur Geltung kommen, sollte man dem Tee 1 große Messerspitze voll Natron zusetzen.

*Heiß zubereiteter oder gar gekochter Tee führt zu Magenbeschwerden.*

## Beifuß

Foto Seite 36

*Artemisia vulgaris, Familie Korbblütler*
Buckele, Gänsekraut, Jungfernkraut, Sonnwendgürtel, Wilder Wermut, Weiberwermut, Besenkraut, Fliegenkraut, Himmelsuhr, St. Johanniskraut, Geißbart, Himmelskuh, Beipes, Bips, Muggert

④ ○ - ◐ ⊔

**Hilft bei:** Magen- und Darmstörungen, Appetitlosigkeit,Durchfall. Regt den Gallefluß an, beruhigt die Steingalle.
**Inhaltsstoffe (Wirkstoffe):** Ätherisches Öl, Gerbstoffe, Bitterstoffe, Harz.

Beifuß ist eine bis 150 cm hohe Staude mit bis fingerdicker, verästelter, hellbrauner Wurzel. Die kurz gestielten, breiten, grob federartig geteilten Blätter an den kantigen, rispig verzweigten Stengeln sind frischgrün und haben unterseits einen schwachen weißlichen Haarfilz. Die kleinen länglich-ovalen, gelblichen bis rotbraunen Blütenköpfe (VIII) sitzen in langen Rispen an den Stengelenden.

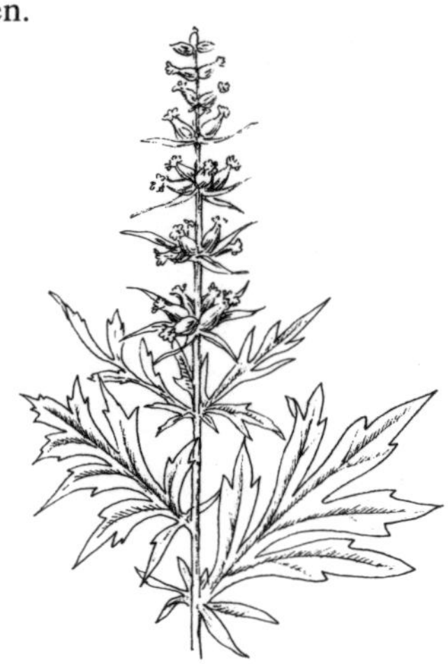

Beifuß wächst bei uns auf Halden, an Bahndämmen und anderen trocken-warmen Stellen und ist wildwachsend vom Mittelmeergebiet bis nach Skandinavien, aber auch in Asien und Amerika zu finden.

Schon im frühen Mittelalter war er als Heilmittel geschätzt und verbreitet. Der Name entstand, weil man glaubte, »wenn man zu Fuß wandert und solches Kraut in den Schuhen trägt, soll es vor Müdigkeit erhalten«. Beifuß gehört zum Würzbüschel, das an Mariä Himmelfahrt in den katholischen Kirchen geweiht wird.

### So können Sie Beifuß selbst ziehen

Saatgut ist zwei bis drei Jahre keimfähig. Säen Sie den sehr feinen Samen im März in Topf oder Schale, nicht ins Freiland. Nicht abdecken, nur andrücken und mit einer Glasscheibe gegen Austrocknen schützen. Wenn man nach einer Woche die Keimblättchen sieht, die Scheibe abnehmen, später muß pikiert werden.

Es ist aber auch möglich, Pflanzen zu kaufen oder von einem Nachbarn im Frühjahr oder Herbst Teilstücke zu erbitten – wer Beifuß im Garten hat, kann eigentlich immer bald etwas abgeben.

### Pflanzung, Düngung, Wasser, Pflege

Beifuß wächst mit Vorliebe auf durchlässigen, kalkhaltigen Böden, sogar, wenn sie nicht viel Nährstoffe bieten. Aber nur in nährstoffreichen Böden entwickelt er sich üppig.

Jungpflanzen aus Samen setzt man im frühen Herbst, Abstand 40×40 cm. Auch Teilpflanzen und gekaufte Exemplare brauchen einen allseitigen Abstand von 40 cm. Es muß fest gepflanzt und durchdringend angegossen werden. Im tiefen (30 cm) Gefäß können Sie Beifuß bei entsprechendem Rückschnitt und Nährstoffgaben zwei bis drei Jahre halten. Nach vier bis fünf Jahren ist Teilen immer nötig. Dabei wird der Wurzelstock mit einer Gartenschere vorsichtig in 3 bis 4 Teile geschnitten, die gleich danach gepflanzt werden sollten (→Seite 25).

Damit die Pflanzen gedeihen und vor allem nicht zu rasch verholzen, brauchen sie genügend Feuchtigkeit und Stickstoff. Deshalb gießt man in Trockenzeiten reichlich, versorgt den Boden jährlich mit Kompost und organischen Handelsdüngern.

Im Herbst oder Frühjahr sollte man die Pflanzen bis handhoch über dem Boden abschneiden. Ich mache das auch bei Beifuß im Frühjahr, weil ich den Eindruck habe, daß so der Winter noch besser überstanden wird. Anderer Winterschutz ist nicht nötig, Beifuß ist robust und frostfest.

### Tips zur Ernte, Aufbereitung und Anwendung

Alle Teile enthalten ätherisches Öl, Gerbstoff, Bitterstoff und Harz.

Zur Blütezeit werden die oberen Triebspitzen mit noch geschlossenen Blütchen geschnitten, gebündelt und zum Trocknen an die Luft gehängt.

**Tee:** Man übergießt 1 gehäuften Teelöffel zerkleinertes Kraut mit 1/4 l kochendem Wasser, läßt zwei Minuten ausziehen und seiht ab. Der Tee wirkt gegen Magen- und Darmstörungen mit schlechtem Mundgeruch und Durchfall, regt den Gallefluß an und fördert den Appetit.

## Eberraute

*Artemisia abrotanum, Familie Korbblütler*
Eberreis, Eberwurzel, Stabkraut, Zitronenkraut, Gartheil

(ħ) ○ (D) (⊔)

**Hilft bei:** Magenempfindlichkeit, leichten Darm-, Galle- und Leberstörungen.
**Inhaltsstoffe (Wirkstoffe):** Ätherisches Öl, Gerbstoffe, Bitterstoffe, das fäulniswidrige Alkaloid Abrotin, Rutin.

Der Halbstrauch wächst als rundlicher, verzweigter Busch und kann bis zu 1 m hoch werden. Die sehr schmalen Laubblätter stehen federartig zusammen, sind drüsig punktiert und graugrün. Die kleinen, fast kugeligen, blaßgelben Blütenköpfchen (VII–X), die nur in begünstigten Lagen und schönen

Sommern erscheinen, bilden eine beblätterte Traube. Zur Samenreife kommt es in unserem Klima normalerweise nicht. Alle Pflanzenteile duften angenehm, zitronenähnlich stark aromatisch und schmecken würzig-bitter. Die Eberraute ist in Südosteuropa und Westasien heimisch, in Ost-, Süd- und Mitteleuropa eingebürgert. Man nimmt an, daß es sich bei ihr um eine sehr alte Kulturrasse der *Artemisia paniculata* handelt, die in Vorderasien, Südrußland und den Balkanländern vorkommt. Bei uns scheint sie bereits im 10. Jahrhundert allgemein bekannt gewesen zu sein.

### So können Sie Eberraute selbst ziehen

Die Pflanzen müssen Sie kaufen, bei der Firma Bornträger bekommen Sie sie bestimmt. Sie können aber auch mit einer einzigen Pflanze beginnen und später selbst weiter vermehren.

Im Frühsommer ist Vermehrung durch Stecklinge möglich, deren Schnittfläche in Wurzelfix getaucht und dann in Sand gesteckt werden. Und im Frühjahr können Sie ältere Pflanzen teilen (→Seite 25).

### Pflanzung, Düngung, Wasser, Pflege

Kalkhaltige, humose Böden in geschützter, sonniger Lage sagen der Eberraute am meisten zu. Gekaufte Pflanzen und Teilpflanzen setzt man Ende April/Anfang Mai im Abstand 50×50 cm. Stecklingspflanzen vom jeweiligen Frühsommer bringen Sie bitte an die endgültige Stelle, nachdem sie gut bewurzelt und schon ein Stückchen gewachsen sind – spätestens Mitte August, damit sie vor dem Winter noch richtig an- und weiterwachsen können.

Obwohl man es ihr eigentlich nicht ansieht – die Eberraute verträgt Trockenheit nicht gut. Sie muß deshalb vor allem bei warmem Wetter und erst recht, solange sie »noch nicht richtig Fuß gefaßt« hat, ausreichend gegossen werden.

Grundsätzlich können Sie die Eberraute auch im Kübel oder großen Topf auf Balkon oder Terrasse halten. Von Zeit zu Zeit, wenn die Gefäßerde völlig durchwurzelt ist, müssen Sie umtopfen. Im Lauf des Sommers zwei- bis dreimal flüssig düngen: in vierwöchentlichem Abstand im Mai, Juni und Juli mit 2 g/l eines Blumenvolldüngers. Nur in feuchte Erde düngen, hinterher das Abbrausen mit klarem Wasser nicht vergessen.

Die frostempfindliche Eberraute wird im Herbst (Oktober) angehäufelt, erhält eine leichte Fichtenreisigdecke und im ersten Winter nach der Pflanzung auch eine Bodendecke aus Laub.

Zurückgeschnitten wird erst im Frühjahr, weil es bei Rückschnitt im Herbst besonders leicht Frostschäden gibt.

Den Rückschnitt im Frühjahr dürfen Sie aber dann auf keinen Fall vergessen, weil die Pflanzen sonst lang und unschön werden, unten verholzen, weniger gut durchtreiben und ihre Standfestigkeit verlieren.

### Tips zur Ernte, Aufbereitung und Anwendung

Das Kraut enthält ätherisches Öl, Gerbstoff, Bitterstoff, das fäulniswidrige Alkaloid Abrotin und Rutin.

Krautspitzen von etwa 15 bis 20 cm Länge werden im Frühsommer geschnitten und rasch im Schatten getrocknet. Ist künstliche Trocknung nötig, darf die Temperatur nicht höher gehen als 35° C.

**Tee:** 1 Teelöffel Kraut (geschnitten und getrocknet) mit 1/4 l kochendem Wasser überbrühen und nach 10 Minuten abseihen. Bei Bedarf eine Tasse pro Tag oder dreimal täglich eine Tasse sehr warm nach dem Essen trinken. Der Tee ist ein gutes Hausmittel zur Magenstärkung und bekämpft auch leichte Darmstörungen. Er wirkt also ähnlich wie Beifuß und Wermut, schmeckt aber bei weitem nicht so bitter.

Magenempfindliche Menschen vertragen Schweinefleisch besser, wenn Koteletts oder Braten vor der Zubereitung mit Eberrautenkraut eingerieben werden. Das feingehackte Kraut läßt man ganz kurz im Bratfett ziehen, bevor man anrichet. Eine Diät, die Delikatesse zugleich ist!

## Eibisch

Umschlagfoto

*Althaea officinalis, Familie Malvengewächse*
Althee, Alter Thee, Heilwurz, Hübsche, Ibsche, Weißwurz, Sammetpappel, Ibisch, Schleimwurzel, Dräutenwurzel, Weiße Malve, Weiße Pappel, Adewurzel, Driantenwurzel, Flußkraut, Heimischwurzel

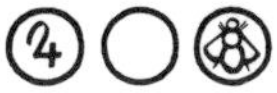

**Hilft bei:** Husten und Heiserkeit, Magen- und Darmentzündungen, Entzündungen im Mund und am Zahnfleisch, bei Hautverletzungen, Furunkeln, Karbunkeln.
**Inhaltsstoffe (Wirkstoffe):** Schleim, Stärke, Rohrzucker, Pektin, Mineralstoffe.

Eibisch ist mehrjährig und wird 60 bis 150 cm hoch. Die ganze Pflanze ist weich behaart, die drei- bis fünflappigen Blätter sind am Rand unregelmäßig gekerbt. Die gestielten, rötlichen oder weißen fünfblättrigen Blüten (VII–VIII) entwickeln sich in Büscheln in den Blattachseln; Sie sind kleiner als die unserer Gartenmalven.

Wildvorkommen von Eibisch gibt es vor allem auf salzhaltigen Böden Vorderasiens, des Altai und Nordafrikas, aber auch an der Ostseeküste. Kulturpflanze ist er wohl schon seit der Römerzeit, obwohl er erst in Schriften des 16. Jahrhunderts erwähnt wird. Früher wurde er viel zu Hustenpastillen und Gebäck verarbeitet.

Eibisch sieht so hübsch aus, daß er auch für den Ziergarten geeignet ist, beispielsweise am Zaun. Die Blüten halten einige Tage in der Vase und wirken dort ausgesprochen dekorativ. Eibischblüten bieten neben Bienen auch den selten gewordenen, gefährdeten Hummeln Futter.

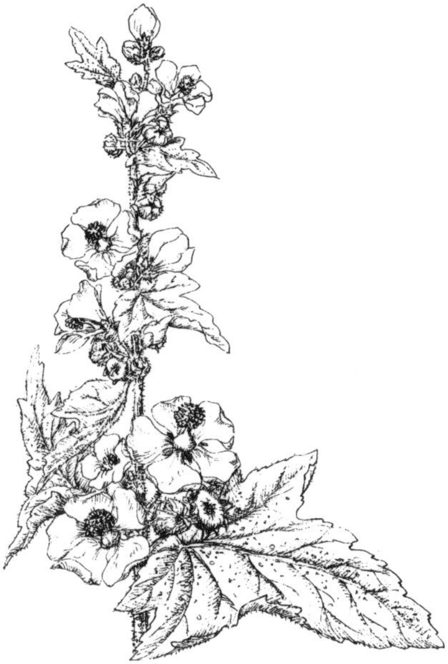

### So können Sie Eibisch selbst ziehen

Der Samen bleibt zwei bis drei Jahre keimfähig, Sie bekommen ihn bei der Firma Bornträger (Adresse →Seite 113). Für die Bepflanzung von 10 qm Beet brauchen Sie etwa 5 g Samen. Säen Sie Anfang Mai in Kistchen oder zusammen mit rasch keimender Markiersaat wie Salat oder Radieschen auf ein gut vorbereitetes Saatbeet. Die Keimung geht langsam und ungleichmäßig vor sich (im Laufe von zwei bis drei Wochen); es ist günstig, wenn man schon vorher die Reihen erkennen kann, so ist es leicht, dazwischen zu lockern. Zu dicht stehende Sämlinge bitte verziehen, weil sie sonst schwächlich bleiben. Die weitere Pflege besteht in Gießen bei Trockenheit, Lockerhalten des Bodens und Unkrautjäten.

### Pflanzung, Düngung, Wasser, Pflege

Eibisch braucht humusreichen, tiefgründigen, ausreichend feuchten und nicht zu schweren Boden. Er liebt Sonne und darf, da er mit sich selbst und anderen Malvengewächsen unverträglich ist, frühestens nach fünf Jahren wieder dorthin gepflanzt werden, wo zuvor Malvenarten standen. Das gilt auch für gekaufte Pflanzen, die Sie bei der Firma Bornträger bekommen können. Im Juni ist Zeit zum Auspflanzen, Abstand 40×30 cm. Das vorgesehene Gartenstück muß einige Wochen zuvor oder besser noch im Herbst davor tief gelockert und von allen Wurzelunkräutern gesäubert worden sein. Kompost ist beim endgültigen Herrichten im Frühsommer flach mit unterzubringen.

Die vegetative Vermehrung (= nicht durch Samen) hat den Vorteil, daß einjährig kultiviert werden kann: man pflanzt im Frühjahr und erntet im Herbst. Sie brauchen dafür Wurzelstockköpfe, die bei der herbstlichen Wurzelernte (X/XI) anfallen und sofort wieder gesteckt werden. Oder Sie gewinnen bei der Ernte Wurzelschößlinge, die im Spätsommer um den Hals der Pflanze gewachsen sind, schneiden sie dicht über den Ansatzstellen ab und stecken sie, nicht zu dicht, bis zum Frühjahr aufrecht in sandgefüllte Kisten, die kühl, aber frostfrei untergebracht sein müssen. Ende März sind diese Wurzelschößlinge im gleichen Abstand wie die Sämlinge zu pflanzen.

Weil die Wurzelstöcke mehrjähriger Pflanzen stark verholzen und sich deshalb nicht als Droge eignen, ist es ratsam, jedes Jahr Wurzelstockköpfe oder Wurzelschößlinge neu aufzupflanzen.

Bei Stickstoffmangel entwickeln sich nur dünne, holzige Wurzeln; geben Sie deshalb viel halbverrotteten Kompost, vielleicht auch Hornspäne, wenn die Entwicklung gar zu kümmerlich ist.

Gießen ist bei eingewurzelten Pflanzen an passendem Standort kaum einmal nötig. Vorsicht bei der Bodenlockerung: immer nur oberflächlich durchziehen, um keine Wurzeln zu verletzen!

Eibisch wächst auch im tiefen Gefäß, beispielsweise einem 10-l-Eimer, der natürlich unten Wasserabzugslöcher haben muß. Es kommt hier auch zur Blüte – mit einer großen Ernte ist aber nicht zu rechnen. Sie müssen auf ausreichende Wasserversorgung achten, vor allem bei sonnigem Wetter, und alle zwei Wochen flüssig mit 2 g/l düngen, wenn die Erde – das gilt nur für geräumige Kübel – nicht vorratsgedüngt ist (50 g/10 l, organischer Volldünger).

### Tips zur Ernte, Aufbereitung und Anwendung

Die im Spätherbst (X–XI) mit der Grabgabel geernteten **jungen Wurzeln** müssen gewaschen, geschält, in 10 bis 20 cm lange Stücke geteilt und, wenn sie besonders dick sind, der Länge nach gespalten werden. *Bitte sehr rasch bei 50 bis 60° C trocknen,* weil die Droge sonst leicht schimmelt und dann gesundheitsschädlich ist!

Junge Blätter (VI–VII, vor der Blüte) und eben geöffnete Blüten trocknet man nach dem Pflücken ebenfalls so schnell wie möglich im Schatten. Bitte von jeder Pflanze nur wenige Blätter nehmen, weil sonst die Wurzelentwicklung leidet.

**Tee:** 2 Teelöffel fein geschnittene oder pulverisierte Wurzel übergießt man mit 1/4 l kaltem Wasser, unter gelegentlichem Umrühren 3 Stunden stehenlassen, noch einmal gründlich umrühren und durch Mull abseihen. Erst danach wird auf Trinktemperatur erwärmt. Süßen mit Honig ist nur bei Husten angebracht. Der Tee hilft bei Magen- und Darmentzündungen, bei Entzündungen am Zahnfleisch, in Mund und Rachen, als **Umschlag** bei Verletzungen der Haut, bei Furunkeln und Karbunkeln. Der Schleim bildet eine Schutzschicht und läßt die Schleimhaut rascher abheilen.

Das **Kauen von Wurzelstücken** lindert Halsschmerzen. **Blüten, mit Honig gekocht,** sind ein gutes Hustenmittel. **Aus Blättern gekochter Brei,** warm auf kleine Wunden gelegt, fördert die Heilung.

# Monatserdbeere

*Fragaria vesca semperflorens, Familie Rosenartige*

④ ◑ ⊖

**Hilft bei:** Magen- und Darmstörungen, Durchfall, Schleimhautentzündung, Leber- und Gallebeschwerden.
**Inhaltsstoffe (Wirkstoffe):** Vitamine, besonders Vitamin C, Gerbstoff, Ätherisches Öl, Flavone, Fruchtsäuren, Mineralstoffe.

Monatserdbeeren ähneln Walderdbeeren. Sie werden nur 20 cm hoch, wachsen buschig und dicht mit vielen langgestielten, dreizähligen, stark geaderten, am Rand tief gekerbten Blättern. Aus den Achseln der oberen kleinen Blätter des Blütenstengels schieben sich die gestielten weißen Blüten (V–IX). Aus dem Blütenboden entwickeln sich Scheinfrüchte, die Erdbeeren, in deren Fleisch die eigentlichen Früchte liegen, winzige hartschalige »Nüßchen«.

Monatserdbeeren haben das Aroma von Walderdbeeren, die bereits den Römern bekannt waren; angebaut wurden sie aber erst im 14. Jahrhundert in Frankreich, im 15. Jahrhundert in England. Bei uns gibt es Monatserdbeeren seit Mitte des 18. Jahrhunderts.

### So können Sie Monatserdbeeren selbst ziehen

Samen bekommen Sie in jedem Fachgeschäft, es gibt eine Reihe guter Sorten: ›Rügen‹, ›Alexandria‹, ›Baron Solemacher‹, ›Sperlings Bowlenzauber‹. Sie können aber auch fertige Setzlinge in manchen Garten-Centers und Fachgeschäften kaufen.

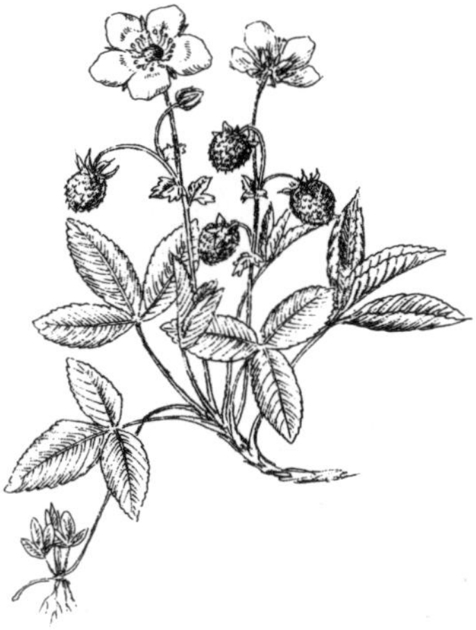

Säen Sie die sehr feinen Samen Anfang bis Mitte März in sorgfältig hergerichtete Schalen mit Kakteenerde (zum Beispiel Etisso-Kakteenerde, in Fachgeschäften), drücken nur leicht an, befeuchten gründlich durch feines Sprühen und decken bis zur Keimung Brettchen oder eine Glasscheibe über die Schale. Die Keimlinge erscheinen nach wenigen Tagen. Im April sind sie so weit herangewachsen, daß Sie sie in 5-cm-Töpfchen setzen und ins Freie an geschützte, halbschattige Stellen bringen können.

### Pflanzung, Düngung, Wasser, Pflege

Monatserdbeeren gedeihen nicht gut an heißen, trockenen Stellen, hier werden die Früchte ledrig und schmecken fade. Sie lieben lichten Schatten, brauchen humusreiche, leichte Erde und genügend Feuchtigkeit ohne Staunässe (wie Walderdbeeren).

Ihren endgültigen Gartenplatz finden Monatserdbeeren am südlichen oder südwestlichen Fuß von Gehölzen, wo sie es warm haben und zugleich vor Südsonne geschützt sind, aber auch als Einfassung an leicht beschatteten Wegen und Beeten. Bitte darauf achten, daß sie nicht von robusteren Pflanzennachbarn erstickt werden! Ausgepflanzt wird Mitte bis Ende Mai, Abstand 25×25 cm. Die ersten Blütchen knipsen Sie ab, damit die jungen Pflanzen wachsen und sich kräftigen können, bevor sie sich in Früchten verausgaben. Ab Juli lassen Sie sie blühen, dann können Sie noch im gleichen Jahr die ersten Beeren versuchen. Die richtige Ernte folgt freilich erst ein Jahr später und in den darauf folgenden Sommern.

Monatserdbeeren wachsen auch in Kästen und Schalen oder an Mooswänden, wenn Standort, Erde und übrige Pflege stimmen.

### Tips zur Ernte, Aufbereitung und Anwendung

Die Blätter werden während der Blütezeit gepflückt, jeweils nur wenige von jeder Pflanze, damit sie keinen Schaden nimmt; rasch im Schatten trocknen! Die Früchte sind voll ausgereift und frisch am wirksamsten – sie stehen bei Monatserdbeeren von Juni bis Ende September zur Verfügung.

**Tee:** 2 gehäufte Teelöffel Erdbeerblätter mit 1/4 l kochendem Wasser überbrühen und nach 15 Minuten abseihen. Der Tee hilft in einer Dosierung von drei Tassen pro Tag gegen Magen- und Darmstörungen, besonders Durchfälle, und eignet sich zum **Gurgeln** und **Spülen** bei entzündeten Schleimhäuten.
**Frische Früchte** verbessern die Leber- und Gallefunktion; je mehr Sie von ihnen essen (bis zu 375 g/Tag), um so besser. Wertlos in dieser Hinsicht sind auch die üblichen Gartenerdbeeren nicht, doch Walderdbeeren sind nicht zu übertreffen.

Wer auf Erdbeeren mit Allergie (juckender Ausschlag) reagiert, muß natürlich verzichten. Erdbeerblättertee aber bewirkt keine Allergie, er wird immer vertragen.

## Goldrute

*Solidago virgaurea, Familie Korbblütler*
St. Peterstabkraut, Heidnisch Wundkraut, Schoßkraut, Waldkraut, Wisselnkraut, Goldwundkraut, Echte Goldrute

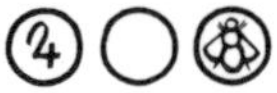

**Hilft bei:** Nieren- und Blasenentzündungen, Schmerzen bei der Harnentleerung, Hauterkrankungen, Leberleiden; zur Stoffwechselanregung (Entwässerung).
**Inhaltsstoffe (Wirkstoffe):** Ätherisches Öl, Gerbstoff, Bitterstoff, Saponine, Flavonoide.

Die heimische, echte Goldrute, 60 bis 100 cm hoch, trägt an unten kahlen, oben etwas flaumig behaarten, aufrechten, stielrunden Stengeln breit lanzettliche Blätter mit grob gesägten Rändern und geflügeltem Stiel. Die Stengel verzweigen sich erst in der Blütenregion. (Zur Unterscheidung: Die Stengel der bei uns an vielen Stellen verwilderten nicht offizinellen Kanadischen Goldrute sind von oben bis unten behaart.)

Die zahlreichen, 7 bis 12 mm langen Blütchen (VII–IX/X) mit jeweils 10 Zungenblüten, die deutlich länger sind als die Hüllblätter (bei der Kanadischen Goldrute fast gleich lang), stehen in knäuel- oder walzenförmigen Trauben dicht zusammen. Der Wurzelstock ist knotig verdickt.

Die Goldrute ist in ganz Europa, in Nord- und Westasien und Nordafrika heimisch. Sie wächst häufig in trockenen lichten Wäldern, in Gebüschen, an Rainen und Dämmen, von der Ebene bis in Höhen von 2500 m.

Im Garten wirken Goldruten auflockernd zwischen ebenso hohen, andersfarbig blühenden Stauden. Sie passen auch gut in bunte Sommersträuße.

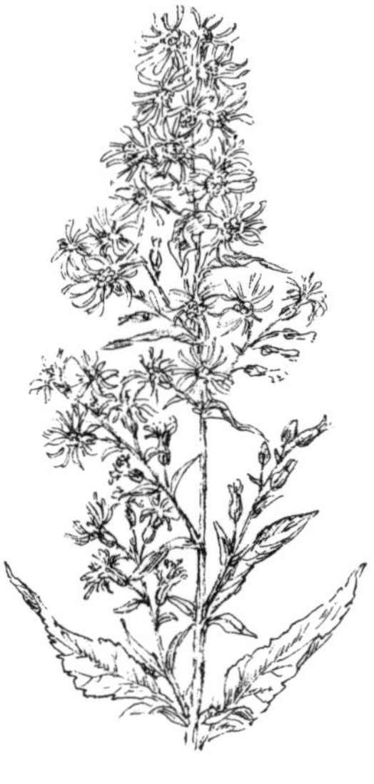

## So können Sie Goldrute selbst ziehen

Goldrutensamen und -pflanzen bekommen Sie bei der Firma Bornträger, Samen auch bei der Firma Jelitto (Adressen →Seite 113). Das sehr feine Saatgut keimt frisch am besten und sollte möglichst nicht älter sein als ein Jahr. Säen Sie im März/April so dünn, wie möglich in Kistchen oder Schalen mit sandgemischter Fertigerde, drücken nur leicht an und übersieben nicht. Vorsicht beim Angießen, damit nichts »verschwemmt« wird! Bei Temperaturen um 20° C sind die Pflänzchen nach etwa zwei Wochen sichtbar. Sobald wie möglich wird pikiert. Ältere Pflanzen lassen sich auch durch Teilung oder durch Stecklinge im Juni vermehren.

## Pflanzung, Düngung, Wasser, Pflege

Die Goldrute stellt keine besonderen Ansprüche und gedeiht in jedem normalen Gartenboden ohne Staunässe, wenn das Beet genügend Sonne bekommt. Pikierte Pflanzen werden im Frühsommer nach draußen gesetzt, Juni-Stecklingspflanzen im August bis September, Abstand 40×30 cm.

Die niedrige, für den Steingarten geeignete *Solidago virgaurea* ›Nana‹ (bei der Firma Jelitto, Adresse →Seite 113) braucht nur einen Abstand von 25×20 cm. Teilung älterer Pflanzen ist im Frühjahr oder im Oktober möglich.

Frisch gepflanzte Goldruten müssen angegossen, bei Trockenheit mit Wasser versorgt und unkrautfrei gehalten werden.

Später, wenn sie an- und weitergewachsen sind, ist eigentlich keine Pflege mehr nötig. Achten Sie aber darauf, daß die Pflanzen nicht zu sehr auf Kosten ihrer Nachbarn wuchern; gelegentliches Auslichten ist unvermeidlich.

## Tips zur Ernte, Aufbereitung und Anwendung

Goldrutenkraut von den oberen, blühenden, nicht verholzten Teilen schneiden Sie am besten zu Beginn der Blütezeit, Ende Juli bis Anfang August. In Büschel gebunden, wird es im Schatten getrocknet oder künstlich bei Temperaturen nicht über 35° C.

**Tee:** 1 bis 2 Teelöffel Goldrute mit 1/4 l kaltem Wasser ansetzen, zum Sieden erhitzen und 2 Minuten ziehen lassen. Drei Tassen über den Tag verteilt getrunken, helfen bei Nieren- und Blasenentzündungen, schmerzhafter Blasenentleerung und Wasseransammlungen im Körper. Auch bei Hauterkrankungen, Leberleiden und zur Anregung des Stoffwechsels (Blutreinigungskur) kann der Tee gute Dienste tun. Äußerlich wendet man ihn als **Umschlag** bei schlecht heilenden Wunden an.

# Johanniskraut

Foto Seite 53

*Hypericum perforatum, Familie Hartheugewächse*
Blutkraut, Hartheu, Johannisblut, Konradskraut, Wundkraut, Walpurgiskraut, Elfenblut, Jageteufel, Jesuwundenkraut, Hexenkraut, Teufelflucht, Fieberkraut

Ⓞ○

**Hilft bei:** Nervosität, Depressionen, Kreislaufschwäche, Galle- und Leberbeschwerden; Öl bei: Verrenkungen, Verstauchungen, Blutergüssen. Auch innerlich.
**Inhaltsstoffe (Wirkstoffe):** Hypericin, ätherisches Öl, Harze, Gerbstoffe, Rutin.

Johanniskraut wird – je nach Standort – zwischen 25 cm und 90 cm hoch. Die kräftig grünen, kleinen, eiförmigen, ganzrandigen Blätter am aufrechten, zweikantigen, unten nur wenig verzweigten Stengel enthalten vie-

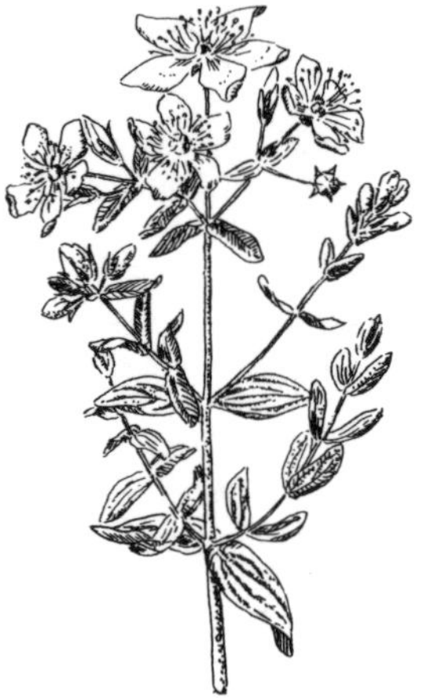

le, mit ätherischem Öl gefüllte Drüsen. Wer ein Blatt gegen das Licht hält, sieht sie als winzige, hell durchscheinende Pünktchen. Die zahlreichen fünfblättrigen gelben Blüten (VI–VIII) mit dem Büschel langer Staubgefäße sitzen am Stengelende in Trugdolden zusammen. Sie verfärben sich rot, wenn man sie zwischen den Fingern zerreibt. Die kleinen eiförmigen, mit zahlreichen Samen gefüllten Kapselfrüchte sind dickwandig.

Johanniskraut wächst frei auf Brachland, an Waldrändern, Feldrainen und Trockenhängen bis 1700 m Höhe in Europa, Westasien und Nordafrika. Daß den Pflanzen früher magische Kräfte zugeschrieben wurden, ist aus einigen der deutschen Namen gut ersichtlich. In der Johannisnacht gepflückt, galt Johanniskraut als Schutz gegen Krankheit und Blitzschlag, Hexen und Gespenster und als wirksamer Liebeszauber.

### So können Sie Johanniskraut selbst ziehen

Samen bekommen Sie bei der Firma Bornträger (Adresse →Seite 113). Er bleibt drei Jahre keimfähig. Säen Sie das sehr feine Saatgut im Juli in Kistchen, es keimt nach zwei Wochen. Nach weiteren zehn bis vierzehn Tagen können Sie pikieren, zwei Wochen später noch einmal verpflanzen – in ein tieferes Kistchen oder auf ein gut vorbereitetes Gartenbeet, Abstand 8 bis 10 cm im Quadrat je nach Größe der Pflanzen.

### Pflanzung, Düngung, Wasser, Pflege

Johanniskraut wächst am besten an hellen, sonnigen Stellen und in nicht zu schweren, kalkhaltigen Böden.

Anfang September sind die Jungpflanzen normalerweise so gut entwickelt, daß sie an den endgültigen Standort gepflanzt werden können, Abstand 25×25 cm. Sogar harte, schneearme Winter überstehen sie unter Schattierfolie oder Fichtenreisig schadlos. Später brauchen sie überhaupt keinen Schutz mehr.

Ab März sollte Kompost oder ein organischer Handelsvolldünger wie beispielsweise

Oscorna Animalin nach vorsichtigem Lokkern der Erde zwischen die Reihen gebracht werden. Im Juni setzt die Blüte ein. Es ist ratsam, im ersten Jahr nur einen Teil der Pflanzen abzuernten und die anderen sich ungestört entwickeln zu lassen.

### Tips zur Ernte, Aufbereitung und Anwendung

Das Kraut wird geschnitten, sobald es voll erblüht ist, 25 cm tief (von der Spitze gerechnet), gebündelt und an einem schattigen, luftigen Ort zum Trocknen aufgehängt.

**Tee:** 2 gehäufte Teelöffel Johanniskraut mit 1/4 l kaltem Wasser übergießen, zum Sieden erhitzen, fünf Minuten ziehen lassen, abseihen. Eine mehrwöchige Teekur, bei der zwei- bis dreimal täglich eine Tasse getrunken wird, wirkt leicht beruhigend, anregend auf den Kreislauf und die Drüsen der Verdauungsorgane, stimmungsaufhellend bei reaktiven Depressionen und vegetativer Dystonie.

Für **Johanniskrautöl** werden 50 g frisches Kraut mit gerade geöffneten Blüten verwendet. Zerdrückt und zerrieben, setzt man es mit 1/2 l Olivenöl an, mischt gut durch, füllt in eine helle, weithalsige Flasche, die unverschlossen bleibt, und stellt warm auf. Bald setzt eine Gärung ein, die nach drei bis fünf Tagen beendet ist. Nun ist die Flasche fest zu verschließen und so lange hell und möglichst in die Sonne zu stellen, bis das Öl rot gefärbt ist. Das dauert etwa sechs Wochen. Dann wird abgepreßt, das Öl von der wäßrigen Schicht abgegossen und in fest schließenden dunklen Flaschen aufbewahrt. Es ist gut zu Einreibungen gegen Rheuma, wirkt heilend und schmerzlindernd bei Verstauchungen, Verrenkungen und Blutergüssen, kann aber auch innerlich verwendet werden: 2 mal täglich 1 Teelöffel voll (bei Magen-, Galle- und Leberstörungen sowie depressiven Zuständen).

Weil Johanniskraut lichtempfindlich macht, sollten Sie sich während einer Teekur oder Ölbehandlung nie direkter Sonnenbestrahlung aussetzen.

## Knoblauch

*Allium sativum, Familie Liliengewächse*
Knobel, Knofel, Gruserich, Look, Chnöbli

④ ○

**Hilft bei:** Krampfhaften, schmerzhaften Blähungen (Gärungserscheinungen), Bluthochdruck, Altersbeschwerden.
**Inhaltsstoffe (Wirkstoffe):** Allicin, Vitamin A, $B_1$, C, Nicotinsäureamid, Hormone, Fermente, Rhodan.

Die Knoblauchzwiebel besteht aus vielen, von einer gemeinsamen Haut umschlossenen Teilzwiebeln, die meist »Zehen«, aber auch

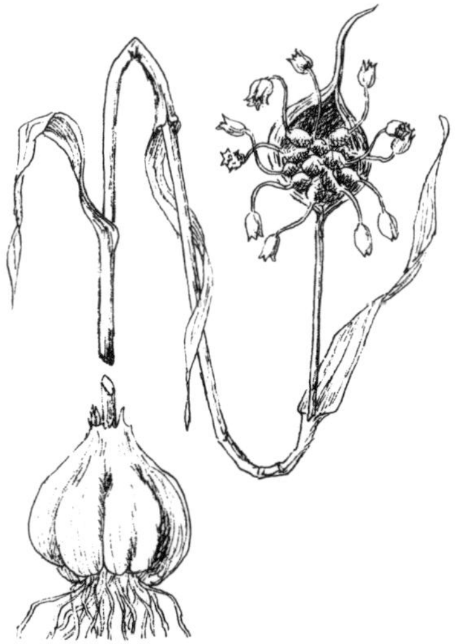

»Zinken« oder »Finger« genannt werden. Aus der Zwiebel wächst im Frühjahr ein unverzweigter Stengel, an dem die langgestielten weißrosa oder grünlichen Blüten

(VII–VIII) in lockeren Köpfchen sitzen. Neben ihnen entwickeln sich 20 bis 25 Brutzwiebelchen. Die Blätter am Stengel sind derb, breit-lineal, am Rand rauh und bis 15 cm lang.

Knoblauch stammt aus Südwestasien und wird bei uns seit langer Zeit angebaut. Er gehört zu den ältesten Heil- und Gewürzpflanzen und wurde schon in der Medizin des alten Indien, in China und Japan verwendet. Im Altertum bauten ihn Ägypter, Griechen und Römer an.

### So können Sie Knoblauch selbst ziehen

Knoblauch wird durch die Zehen vermehrt; weder durch Samen noch durch Brutzwiebeln.

### Pflanzung, Düngung, Wasser, Pflege

Knoblauch gedeiht am besten in tiefgründigen, humosen, eher leichten und trockenen Böden in sonniger Lage. Vor dem Pflanzen im Frühjahr ist nur flach zu lockern.

Legen Sie die Zehen im April 4 cm tief in den Boden, Abstand 20×15 cm.

In milden, trockenen Lagen besteht die Möglichkeit, bereits im Oktober Zehen zu stecken und, mit Fichtenreisig geschützt, durch den Winter zu bringen. Dann kann schon im Frühsommer geerntet werden. Knoblauch brauchen Sie nur bei anhaltender Trockenheit zu gießen. Der Boden ist wie üblich locker und unkrautfrei zu halten.

### Tips zur Ernte, Aufbereitung und Anwendung

Wenn im Juli/August die Blätter vergilben und vertrocknen, werden die Zwiebeln an einem sonnigen Tag aus dem Boden genommen, 1 bis 2 Tage draußen auf dem Beet gelagert, dann mit dem Laub gebündelt oder zu Zöpfen geflochten und zum Trocknen aufgehängt.

Wer zwei- bis dreimal täglich eine Knoblauchzehe ißt, bekämpft wirksam Gärungsprozesse im Darm, die mit Blähungen und krampfartigen Schmerzen einhergehen. Knoblauch wirkt außerdem galletreibend, gefäßerweiternd, desinfizierend und entspannend. Er hilft bei Bluthochdruck und verfrüht einsetzenden Alterungsprozessen. Außerdem verschwinden Warzen, wenn man Knoblauchscheibchen darauflegt und mit einem Tuch festbindet.

## Lavendel

Foto Seite 53

*Lavandula angustifolia* (früher *Lavandula officinalis), Familie Lippenblütler*
Narden, Hirnkraut, Schwindelkraut, Zitterbleaml, Balsam, Speik, Spike, Zöpfli, Spikatblüte, Lafengel, Schmeckete, Nervenkräutlein, Fanda

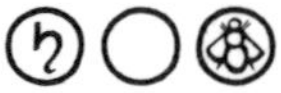

**Hilft bei:** Nervosität, Magen- und Darmbeschwerden, Durchfall, nervösen Spannungszuständen.
**Inhaltsstoffe (Wirkstoffe):** Ätherisches Öl (Lavendelöl), Gerbstoffe.

Die Äste des immergrünen Halbstrauches verholzen im unteren Teil, sie werden 30 bis 60 cm lang. Die graugrünen, kantigen Triebe tragen dicht an dicht silbrig behaarte, schmale Blättchen, die beim Echten Lavendel oder Kleinen Speik besonders lang und schmal sind – fast achtmal so lang wie breit. Die kleinen blauvioletten, stark würzig duftenden Blüten (VI–VIII) sitzen auf langen Stengeln in mehreren Quirlen übereinander. Die Pfahlwurzel reicht tief in den Boden.

Lavendel ist im westlichen Mittelmeergebiet, in Süd- und Mittelitalien, Dalmatien, Griechenland, Südfrankreich und Spanien bis in Höhen von 1800 m wildwachsend verbreitet. In Frankreich, Spanien und England wird er im Großen für die Parfümindustrie angebaut.

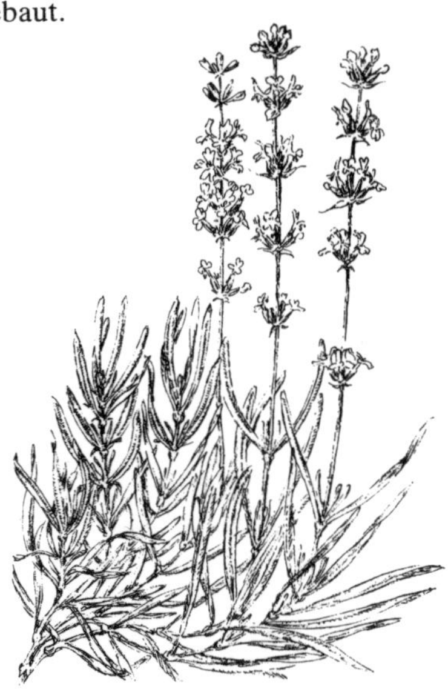

**So können Sie Lavendel selbst ziehen**

Der Samen bleibt drei Jahre keimfähig. Sie bekommen Lavendel außer bei der Firma Bornträger bei den Firmen Sperling, Wagner, Fetzer, Mauser (Adressen →Seite 113) und im Fachgeschäft.

Man sät im März in Töpfe oder Schalen. Die Keimung zieht sich über einen längeren Zeitraum hin und dauert insgesamt etwa drei Wochen. Wenn die Pflänzchen stark genug sind, wird in kleine Töpfchen pikiert oder in Multitopfplatten. Ab Ende April können Sie ins Frühbeet stellen, um langsam abzuhärten.

Meist wird man aber wohl die ersten Pflanzen kaufen. Die weitere Vermehrung durch Teilung oder Stecklinge (→Seite 25) ist nicht schwierig und führt rasch zu einem größeren Pflanzenbestand.

**Pflanzung, Düngung, Wasser, Pflege**

Lavendel liebt leichte, durchlässige, kalkhaltige Böden in warmer, geschützter, sonniger Lage.

Im Mai/Juni ist die richtige Pflanzzeit für Sämlinge und gekaufte Pflanzen, 40×40 cm der richtige Abstand. Alter Lavendel wird am besten vor dem Neuaustrieb geteilt und im gleichen Abstand aufgepflanzt. Da die Pflanzen bis zu sechs Jahren an derselben Stelle stehenbleiben, muß der Boden vorher tief gelockert, mit Kompost, vielleicht gut verrottetem Dünger (bei schweren, undurchlässigen Böden auch Sand) und etwas Torf verbessert werden. Groben Kompost sollten Sie später jedes Frühjahr aufbringen und einrechen.

Beim Pflanzen drücken Sie die Erde fest an die Wurzeln, gießen stark an und bedekken die Stelle 3 bis 4 cm hoch mit feuchtem Torf oder unkrautfreiem Kompost.

Im ersten Jahr wachsen die Jungpflanzen nur relativ wenig, mit der Blüte können Sie erst ab dem zweiten Jahr rechnen und erst im dritten, vierten und fünften Jahr mit einer vollen Ernte.

Lavendelpflanzen können auch in tiefen Gefäßen (30 cm) gehalten werden.

Eingewurzelten Lavendel müssen Sie im Garten nur während ausgesprochener Trokkenperioden gießen. Im Gefäß sind Wassergaben mit einiger Regelmäßigkeit nötig, da das »Wasserreservoir« der tieferen Bodenschichten fehlt.

Unkraut ist nur bei Neupflanzungen regelmäßig zu entfernen; später hat es dann keine Chance mehr.

Nach der Blüte, im Laufe des August, schneidet man die Halbsträucher alljährlich um knapp die Hälfte zurück, nicht später, um keine Frostschäden zu riskieren. Wer den Zeitpunkt versäumt, muß bis zum Frühjahr warten. Im Winter braucht Lavendel in rauhem Klima oder ungeschützter Lage eine Bodendecke aus Torf oder Kompost und etwas Fichtenreisig über der Pflanze. So läßt er sich auch auf dem Balkon im großen Gefäß oder im Fensterkasten überwintern, wenn das Gefäß breit, lang und tief genug ist – wenigstens 30 cm tief, 18 bis 20 cm breit und (beim Kasten) wenigstens 1 m lang.

Ist Lavendel doch einmal zurückgefroren, dann schneiden Sie alles Abgestorbene weg, aber bitte erst nach dem Austrieb, wenn der Schaden deutlich zu erkennen ist. Lavendel eignet sich zur Einfassung von Rosenbeeten und sieht neben Nachtkerzen (Oenothera) und niedrigen Felsenmispeln gut aus.

### Tips zur Ernte, Aufbereitung und Anwendung

Ernten Sie, wenn der mittlere Teil der Ähre blüht (bei sonnigem, nie bei nassem Wetter), schneiden Sie die Blühtriebe ab, hängen sie zum Trocknen auf und rebeln später die Blüten ab. Für Bäder lassen sich auch ganze Triebe, sogar mit wenigen Blättern vermischt, verwenden.

**Tee:** 2 gehäufte Teelöffel Lavendelblüten mit $^1/_4$ l kochendem Wasser übergießen und nach 5 Minuten abseihen. Langsam getrunken und mit Honig gesüßt, hilft er bei überreizten Nerven und bei Husten, ungesüßt bei Magen- und Darmbeschwerden, auch gegen Durchfälle mit Gärungserscheinungen.
**Bad:** 50 bis 60 g Blüten oder 100 g Blütenstengel samt Blättern mit 1 l kochendem Wasser übergießen, nach 10 Minuten abseihen. Der Sud wird dem nicht zu heißen Vollbad zugesetzt. Das Bad beruhigt, entspannt, bekommt besonders auch Menschen mit zu niedrigem Blutdruck und pflegt zarte Haut.

Mit getrocknetem Lavendel gefüllte Stoffbeutel, sogenannte **Duftkissen,** parfümieren nicht nur die Wäsche, sondern verhelfen, aufs Kopfkissen gelegt, auch zu besserem Schlaf.

# Liebstöckel

*Levisticum officinale, Familie Doldengewächse*
Badekraut, Maggikraut, Sauerkrautwurzel, Gebärmutterwurzel, Beberstock, Luststock, Neunstockwurzel, Lobstock, Laubstecken, Steckkraut, Schluckwehrohr

④ ◐ – ●

**Hilft bei:** Blasen- und Nierenleiden, Magenbeschwerden durch Verdauungsschwäche, Rheuma, Gicht, Menstruationsstörungen, Migräne.
**Inhaltsstoffe (Wirkstoffe):** Ätherisches Öl mit Lingustinid, Terpinol, Carvacrol, Terpenen, Sesquiterpene; Harz, Gummi, Zucker, Stärke, Säuren.

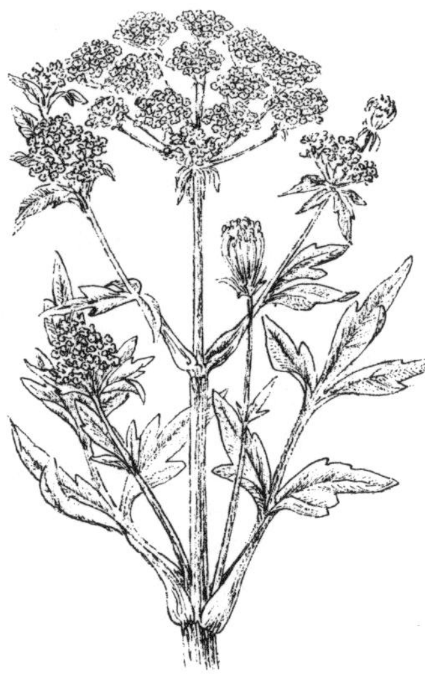

Die aufrechten, röhrigen Stengel der Staude sind rund, gerillt und oben ästig, sie werden bis zu 1,80 m hoch. Die Grundblätter sind sehr groß, derb, breit gefiedert und geschlitzt, die Stengelblätter weniger gegliedert und kürzer gestielt. Die kleinen blaßgelben

Blüten (VI–VII) stehen in gewölbten Dolden.

Die Heimat der Pflanze ist nicht genau bekannt, man vermutet, daß sie aus den gebirgigen Teilen Südwestasiens stammt, verwandte Arten gibt es im Iran. Mönche brachten Liebstöckel schon vor langer Zeit nach Mitteleuropa. Das Heil- und Würzkraut wird feldmäßig angebaut und steht in vielen Gärten. Stellenweise findet man es verwildert, es gedeiht gut bis in Höhen von über 2000 m.

### So können Sie Liebstöckel selbst ziehen

Drei bis fünf Pflanzen decken den Bedarf der Durchschnittsfamilie, deshalb sollten Sie die Pflanzen kaufen, vielleicht auch von Nachbarn oder Bekannten Teilpflanzen erwerben und sich nicht mit Säen aufhalten. Geteilt wird im Frühjahr, sobald der Neuaustrieb sichtbar ist. Als Sorte gibt es das ›Mittelgrobblättrige Liebstöckel‹.

### Pflanzung, Düngung, Wasser, Pflege

Liebstock braucht tiefgründigen, kalk-, lehm- und humushaltigen Boden sowie genügend Feuchtigkeit; er verträgt keine direkte Besonnung und gedeiht gut an halbschattigen und schattigen Stellen.

Pflanzen Sie im allseitigen Abstand von 50 cm. Jährliche Kompostgaben im Frühjahr fördern das Wachstum.

Bei anhaltender Trockenheit gießen, Unkraut entfernen, Blütentriebe herausschneiden, um Entwicklung von Laub und Wurzeln zu fördern. Im Hausgarten kann Liebstöckel 10 bis 15 Jahre an der gleichen Stelle bleiben.

In rauhen Lagen ist es gut, die Erde um die Stauden herum anzuhäufeln, vor allem im ersten Winter nach der Pflanzung.

### Tips zur Ernte, Aufbereitung und Anwendung

Man läßt die Pflanzen ein Jahr wachsen und nimmt während dieser Zeit höchstens wenige Blätter als Gewürz. Im September/Oktober des zweiten Jahres werden die Wurzeln mit einer Grabgabel vorsichtig aus dem Boden genommen, ausgeschüttelt und gewaschen. Dickere Wurzeln halbiert man, reiht dann an Schnüren auf und trocknet in möglichst bewegter Luft, notfalls auch künstlich (→Seite 34).

**Tee:** 2 getrichene Teelöffel zerschnittene Wurzel mit 1/4 l kaltem Wasser übergießen, bis zum Sieden erhitzen und gleich danach abseihen. Zwei Tassen Tee täglich entwässern und helfen bei Magenbeschwerden, die auf Verdauungsschwäche zurückzuführen sind, bei Blasen- und Nierenleiden, Schmerzen durch Rheuma und Gicht, Menstruationsstörungen und Migräne.

Auch die **pulverisierte Wurzel** wird bei Bedarf messerspitzenweise eingenommen (einige Schluck Wasser nachtrinken); sie hilft bei den oben genannten Beschwerden. Als Badezusatz wirken die Blätter günstig auf schlecht heilende Wunden.

## Meerrettich

*Armoracia rusticana* (früher *Cochlearia armoracia*), *Familie Kreuzblütler*
Bauernsenf, Fleischkraut, Kren, Krien, Pfefferwurzel, Waldrettich

④ ○–◑

**Hilft bei:** Blasen- und Nierenleiden, Husten, Rheuma.
**Inhaltsstoffe (Wirkstoffe):** Ätherisches Öl und Senfölglykosid, antibiotisch wirkende Stoffe, Kaliumverbindungen, Vitamin C.

Meerrettich, eine ausdauernde Pflanze, aber meist einjährig angebaut, wird bis 1,20 m hoch. Die einfache oder gegabelte, mehrköpfige, bis 5 cm dicke, fleischige, außen gelbbraune, innen fleischfarbene Wurzel kann mehr als 60 cm lang werden. Die großen länglichen Grundblätter haben kräftige

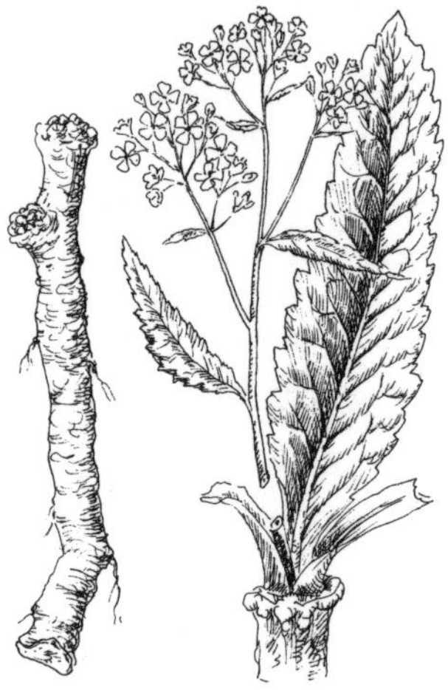

Stiele und eingekerbte Ränder. Die Blätter am Stengel sind kaum gestielt und unregelmäßig geformt: unten lappig bis fiederteilig, weiter oben unzerteilt. Die Blüten (VI–VII) stehen in lockeren Trauben.

Meerrettich ist in Südrußland und der Ukraine zu Hause, im übrigen Europa, Westasien und Nordamerika eingebürgert. Er wächst verwildert auf Ödland und an Ackerrändern.

### So können Sie Meerrettich selbst ziehen

Meerrettich wird vegetativ durch Fechser (Seitenwurzeln) vermehrt. Vor dem Auspflanzen müssen sie mit einem groben (Leinen-)Tuch gründlich abgerieben werden. Dabei dürfen die am oberen Ende sitzenden Blattknospen und die Wurzelanlagen nicht verletzt werden.

### Pflanzung, Düngung, Wasser, Pflege

Meerrettich braucht tief gelockerten, sandighumosen, nährstoffreichen Boden. Auf schweren Böden verholzen die Wurzeln leicht und schmecken allzu beißend. Rauhes Klima und halbschattige Lage werden vertragen. Das Graben und die etwa notwendige Tiefenlockerung sollen schon im Herbst vor der Pflanzung erledigt sein. Kompost, organische Volldünger und verrotteten Mist bringen Sie erst im Frühjahr beim Herrichten der Beete auf und rechen oder krailen ein.

Im April ist Pflanzzeit. Die Reihen sollen 60 cm voneinander entfernt sein. Die Fechser werden mit 50 cm Abstand in der Reihe gelegt und zwar schräg, so daß das Kopfende 5 cm, das Wurzelende (schräg angeschnitten) 10 cm tief in der Erde liegt. Etwa drei Wochen später sind die ersten Blätter zu sehen. Bald darauf müssen alle Triebe bis auf einen, den stärksten, entfernt werden. Besonders schöne, starke Stangen bekommen Sie, wenn Sie Ende Juli die Fechser (die nun Hauptwurzeln sind), freilegen, ohne Blätter und Wurzeln zu beschädigen, sie dann mit einem Lappen abreiben und die Seitenwurzeln abschneiden. Danach bitte die Pflanzen wieder in die alte Stellung bringen, Erde auffüllen und gut angießen.

### Tips zur Ernte, Aufbereitung und Anwendung

Frühestens wenn das Laub abgestorben ist, Ende Oktober bis Anfang November, werden die rübenartig verdickten Stangen (Hauptwurzeln) ausgegraben, von Laubresten befreit und abgeputzt. Dabei trennt man die Fechser ab, die, 1 bis 2 cm dick und 20 bis 25 cm lang, das Pflanzgut für das Frühjahr darstellen. Sie werden am unteren Ende schräg angeschnitten (damit sie, das ist wichtig, später richtig in den Boden kommen) und dann während des Winters in einer Kiste mit feuchtem Sand kühl gelagert. Die Stangen bewahrt man bis zum Verbrauch ebenfalls in feuchtem Sand auf, im Frühbeet oder kühlen Keller. Angebrochene Exemplare schützt man durch Einwickeln in Alufolie vor dem Vertrocknen.

Da Meerrettich winterhart ist, können Sie auch später ernten, aber nur, wenn der Boden nicht gefroren ist (Bruchgefahr) und nicht später als im März.

**Fein geriebener Meerrettich,** mit der gleichen Menge Honig vermischt, hilft gegen Husten, soll Blasen- und Nierenleiden lindern. Nehmen Sie in diesen Fällen zwei- bis dreimal täglich einen Teelöffel voll ein. Geriebener Meerrettich, in kleinen Mengen regelmäßig genommen, wird auch Rheumatikern empfohlen.

## Melisse

Foto Seite 53

*Melissa officinalis, Familie Lippenblütler*
Zitronenmelisse, Zitronenkraut, Herzkraut, Gartenmelisse, Englische Melisse, Frauenkraut, Zitronelle, Bienenkraut, Frauenwohl, Herztrost, Immenblatt, Pfaffenkraut

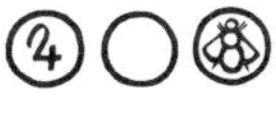

**Hilft bei:** Nervosität, Einschlafstörungen, Magen-, Darm- und Herzbeschwerden, Abgespanntheit.

**Inhaltsstoffe (Wirkstoffe):** Ätherisches Melissenöl mit Citrol, Citronellal, Linalool, Geraniol, Aldehyden; Gerbstoffe, Bitterstoffe.

Die aufrechten, vierkantigen Stengel der Melisse, 60 bis 100 cm hoch, und die eiförmigen, glänzend grünen, gleichmäßig gezähnten Blätter sind seidig behaart. Die Blütenstände mit gelblichen Knospen und unscheinbaren weißen Blütchen (VII–IX) sitzen in den Blattachseln. Die ganze Pflanze duftet schon beim Vorbeistreifen stark und angenehm nach Zitrone.

Die Pflanzen, deren botanischer Name sich vom griechischen melissa = Honigbiene ableiten läßt, stammen aus dem Orient und sind im ganzen Mittelmeergebiet bis in die Täler der Südalpen verbreitet. Hier ist die

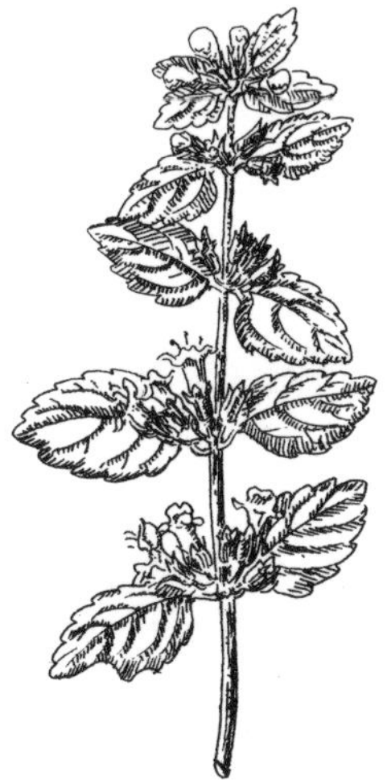

Melisse von alters her als Heil-, Gewürz- und Zierpflanze bekannt und wurde auch angebaut. Durch Mönche gelangte sie von Süd- nach Mitteleuropa und wurde wegen ihrer guten Wirkung bei den verschiedensten Beschwerden bald auch hier geschätzt. 1611 stellten Karmeliter zum ersten Mal den berühmten Melissengeist her, der noch heute einiges gilt – wenn er auch durchaus kein Allheilmittel ist.

### So können Sie Melisse selbst ziehen

Samen gibt es in allen Fachgeschäften, sie bleiben zwei bis drei Jahre keimfähig. Säen Sie im Frühjahr in Topf oder Schale und stellen bei 20° C auf. Nach drei bis vier Wochen sieht man die Keimblättchen. Sobald die Pflänzchen gut zu fassen sind, ist zu pikieren. Da drei bis vier Pflanzen für eine

Familie genügen, ist dieser Aufwand allerdings ein bißchen groß.

Wenn Sie von Bekannten Teilpflanzen oder Stecklinge bekommen können – alte, umfangreiche Pflanzen teilt man im Frühjahr, Kopfstecklinge schneidet man im Juni –, ist das einfacher. Sie können die erste Pflanze aber auch kaufen, gute Fachgeschäfte führen sie im Frühjahr und manchmal auch im Herbst. Die großblättrige, mehr niederliegende Form ist zu empfehlen. Sie ist widerstandsfähiger und aromatischer zugleich.

### Pflanzung, Düngung, Wasser, Pflege

Melisse braucht humusreichen, sandigen Lehmboden in warmer, windgeschützter, sonniger Lage. Der Boden soll vor der Pflanzung reichlich mit Kompost versorgt werden und muß jedes Jahr von neuem Kompost bekommen.

Pflanzen Sie Ende Mai im Abstand 40 × 40 cm, Stecklinge später, wenn sie bewurzelt sind und neue Triebe zu bilden beginnen.

Bis zum Anwachsen ist feucht zu halten, danach bei trockenem, warmem Wetter zu gießen. Wenn Sie den Boden lockern und jäten, bitte Vorsicht! Die flach verlaufenden Wurzeln dürfen nicht verletzt werden. Nach 4 bis 5 Jahren sollten Sie Melissepflanzen teilen und auf gut vorbereitetem Beet neu aufpflanzen, weil sonst die Blätter kleiner und die Blüten zahlreicher werden.

Melissejungpflanzen lassen sich im Topf für einen Sommer halten. Im tiefen Kübel (30 bis 35 cm) gedeihen sie 3 bis 4 Jahre gut.

Nur in sehr rauhen Lagen ist eine Frostschutzdecke aus Reisig nötig, meist genügt eine etwa 4 cm hohe Bodendecke aus Kompost. Das gilt auch für Gefäßpflanzen.

Junge Pflanzen schneiden Sie erst im Frühjahr zurück, ältere im Herbst oder Frühjahr, wie es gerade paßt.

### Tips zur Ernte, Aufbereitung und Anwendung

Blätter müssen vor der Blütezeit geerntet werden. Trocknung bei Temperaturen nicht über 35° C, damit die Wirkstoffe nicht leiden!

**Tee:** 2 Teelöffel Melissenblätter mit ¼ l kochendem Wasser übergießen, 10 Minuten ziehenlassen und dann abseihen. Drei Tassen täglich getrunken, möglichst mit Honig gesüßt, helfen bei Nervosität, Herzbeschwerden und Einschlafstörungen, ungesüßt bei nervösen Magen und Darmbeschwerden.

Zum **Bad** übergießt man 50 bis 60 g Melissenblätter mit 1 l kaltem Wasser, erhitzt zum Sieden und seiht nach 10 Minuten ab, die Flüssigkeit wird dem Vollbad zugesetzt. Das Melissenbad wirkt beruhigend und ausgleichend.

## Pfefferminze

Foto Seite 53

*Mentha piperita, Familie Lippenblütler*
Edelminze, Teeminze, Oderminze, Englische Minze, Priminzen, Gartenminze

④ ◑ – Ⓓ

**Hilft bei:** Magen- und Darmverstimmungen mit Blähungen und Übelkeit, Galleleiden.
**Inhaltsstoffe (Wirkstoffe):** Ätherisches Öl mit über 50% Menthol, Gerbstoffe, Bitterstoffe.

Unsere echte Pfefferminze ist ein Kreuzungsprodukt aus Bachminze und Grüner Minze. Die vierkantigen Stengel werden 50 bis 80 cm hoch, die Blätter sind kräftig grün, geadert, länglich und gezähnt. Die rosa oder hellvioletten Blüten stehen wie in einer Ähre beisammen (VII–VIII). Alle Pflanzenteile duften beim Zerreiben stark nach Menthol.

Ein Elternteil der Pfefferminze, die Wasser- oder Bachminze, wächst nicht nur an fließenden und stehenden Gewässern, sondern auch als untergetauchte Form in seichtem Wasser. Die Vorliebe der Pflanzen für feuchte, humusreiche, moorige bis anmoorige Böden ist sicher daraus zu erklären. Die Bachminze ist in Europa, West- und Nordasien heimisch, die Herkunft der Grünen Minze ist unbekannt.

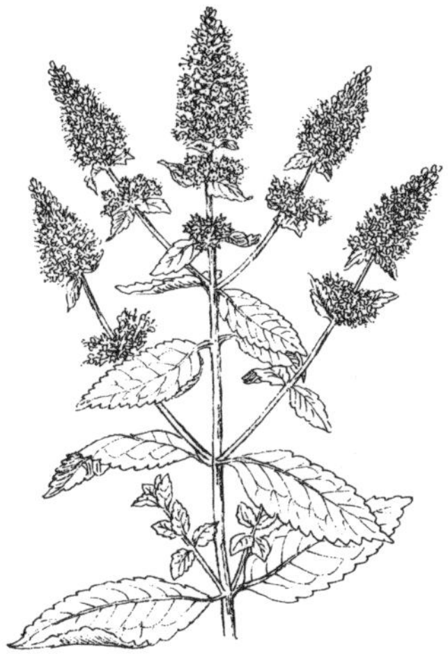

## So können Sie Pfefferminze selbst ziehen

*Echte* Pfefferminze ist nicht durch Samen vermehrbar, kaufen Sie deshalb keinen Pfefferminzensamen, auch wenn er überall zu haben ist. Die Pflanzen werden meist durch Wurzelausläufer, sogenannte Stolonen, manchmal auch durch Kopfstecklinge vermehrt. Versuchen Sie, Stolonen der Sorte ›Mitcham‹ zu bekommen (oder Stecklinge). Diese Pfefferminze mit bläulich grünen, dunklen Blättern ist nicht umsonst so beliebt. Sie ist besonders wirkstoffreich, widerstandsfähiger gegen ungünstiges Klima als andere Sorten und gedeiht noch bis in Höhen von 700 m.

## Pflanzung, Düngung, Wasser, Pflege

Humusreicher, feuchter Boden in halbschattiger Lage eignet sich am besten für die Kultur.

Wurzelausläufer und junge Pflanzen kann man in Gärtnereien und Fachgeschäften kaufen, jeweils im Frühjahr. Sie sollen vor dem Pflanzen einige Stunden im Wasser liegen und bis zum Anwachsen ständig sehr feucht gehalten werden.

Wenn man selbst vermehrt, nimmt man Stolonen und Stecklinge nur von gesunden, kräftigen und sortenechten Pflanzen. Wurzelausläufer sollen 10 cm lang sein und mindestens drei gut ausgebildete Blattknospen besitzen. Legen Sie sie im April/Mai in 5 cm tiefe Furchen und drücken fest an. Setzlinge pflanzen Sie bitte immer bis zu den obersten Blattpaaren in die Erde. Abstand im Garten und im Gefäß 20×30 cm.

Stark verrotteter Mist und Kompost eignen sich gut zur Düngung, die Beete sollen immer feucht sein, also Gießen bei Trockenheit nicht vergessen!

In den ersten Wochen entwickeln sich die jungen Pflanzen langsam. Während dieser Zeit ist es besonders wichtig, den Boden locker und unkrautfrei zu halten. In feuchten Sommern und bei zu engem Stand werden Pfefferminzpflanzen von Pfefferminzrost befallen. Kurz vor der Blütezeit sitzt der Pilz in Form rosaroter Pusteln an den Blättern. Das einzige wirksame Gegenmittel: Sofort alles abschneiden, gesunde Blätter trocknen, die anderen beseitigen. Die Pflanzen treiben danach wieder aus und sind gesund, denn der Rostpilz macht nur eine Entwicklungsphase an ihnen durch.

An rauhen Standorten und in schneelosen Wintern gibt man eine Decke aus Fichtenreisig.

Pfefferminze läßt sich aber auch den Winter über im Haus im Balkonkasten grün, frisch und im Wachstum halten – für Tee aus frischen Blättern, der von Kennern besonders geschätzt wird. Sie braucht Feuchtigkeit wie im Sommer, wird flüssig gedüngt, liebt Temperaturen über 20° C (bis 24° C) und braucht Zusatzlicht, 10 bis 12 Stunden täglich. Das Tageslicht ist während des Winters auch am Fenster zu schwach.

### Tips zur Ernte, Aufbereitung und Anwendung

Blätter und nicht blühende Triebspitzen werden gepflückt und im luftigen Schatten oder künstlich bei Temperaturen nicht über 35° C getrocknet.

**Tee:** 1 gehäuften Teelöffel Pfefferminzblätter mit ¹/₄ l kochendem Wasser überbrühen und nach 10 Minuten abseihen. Ungesüßt, schluckweise und mäßig warm getrunken, hilft der Tee meist rasch gegen Magen- und Darmverstimmungen mit Blähungen und Übelkeit. Er fördert den Galleabfluß und die Galleproduktion in der Leber. Ein bis drei Tassen täglich sind die richtige Dosierung. Außerdem hilft er, heiß, teelöffelweise eingenommen, bei Migräneanfällen. Säuglinge und Kleinkinder sollen keinen Pfefferminztee bekommen; sie vertragen ihn noch nicht (Menthol).

## Quendel

Foto Seite 88

*Thymus serpyllum, Familie Lippenblütler*
Feldthymian, Demut, Kleine Zypresse, Hühnerpoley, Hühnerkohl, Kuttelkraut, Unserer Frauen Bettstroh, Kinderbadkraut, Rainbadkraut, Rainkinderle, Kunerle, Wilder Rosmarin, Hühnerklee, Kundelkraut, Kranzelkraut, Bergthymian, Chölm, Chostis, Mattechölm, Niederer Kasper, Wilder Zimt, Zymsi, Geismajoran, Rauschkraut, Wilde Meron

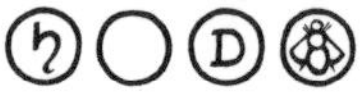

**Hilft bei:** Reiz- und Keuchhusten (auch als Bad), Magen- und Darmstörungen.
**Inhaltsstoffe (Wirkstoffe):** Ätherisches Öl, etwas Gerbstoff, Bitterstoffe, ein Flavon.

Der Halbstrauch entwickelt aus einem kräftigen Wurzelstock kriechende oder leicht aufsteigende, mit der Zeit verholzende Stengel. Daraus werden ausgebreitete, rasenartige Polster mit eirunden Blättchen, über die

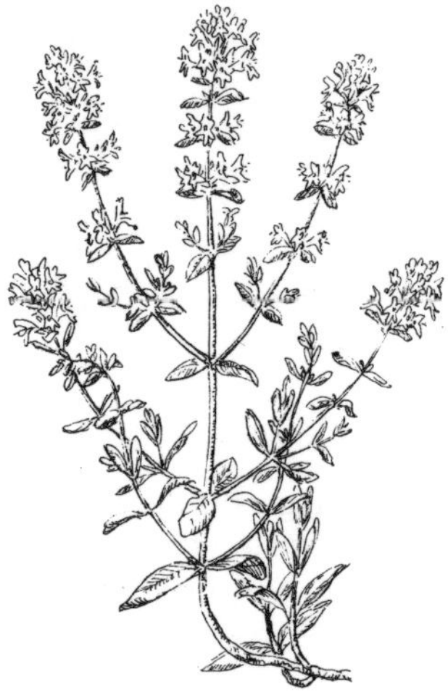

sich fast kugelförmige Blütenstände (VI–IX) nur wenig erheben. Die Einzelblütchen sind hellrosa, sie werden von Bienen und Hummeln beflogen. Die ganze Pflanze duftet stark aromatisch. Es gibt viele Formen, die in Größe, Blütenfarbe (auch rot und weiß) und Wuchsform unterschiedlich sind.

Es ist nicht genau bekannt, ob Quendel schon im Altertum bekannt war, weil er mit dem Thymian eng verwandt ist und beide Pflanzen unter der gleichen Bezeichnung geführt wurden. Im frühen Mittelalter ist er aber sicher nachzuweisen. Er galt als der Gottesmutter heilige Pflanze und gehört zum Würzbüschel, das an Mariä Himmelfahrt geweiht wird. Oft wurde er als Riechsträußlein zum Kirchgang angesteckt.

Quendel ist in ganz Europa zu finden, an sonnigen Wegrändern und auf trockenen Wiesen, auch noch in Höhenlagen.

### So können Sie Quendel selbst ziehen

Quendelsamen bekommen Sie in manchen Fachgeschäften und bei der Firma Bornträger (Adresse →Seite 92). Er ist zwei bis drei Jahre keimfähig. Säen Sie ihn wie Thymian (→Seite 92) Anfang April in Topf oder Schale, drücken nur an und decken nicht ab. Bei Zimmertemperatur sind nach einer guten Woche die Pflänzchen zu sehen. Später muß pikiert werden.

Sie können auch Pflänzchen in Staudengärtnereien, Fachgeschäften oder bei der Firma Bornträger kaufen und durch Teilung, bewurzelte, niederliegende Triebe oder Stecklinge vermehren.

### Pflanzung, Düngung, Wasser, Pflege

Quendel stellt ungefähr die gleichen Ansprüche wie Thymian und wird genauso angebaut. Auch er paßt ausgezeichnet in den Steingarten. Allerdings ist er im Gegensatz zu Thymian völlig winterhart und braucht, einmal eingewurzelt, keinen Frostschutz.

### Tips zur Ernte, Aufbereitung und Anwendung

Das blühende Kraut wird geschnitten und an einem luftigen Platz im Schatten getrocknet.

**Tee:** 1 bis 2 gehäufte Teelöffel Quendelkraut mit 1/4 l kochendem Wasser übergießen und nach 10 Minuten abseihen. Drei Tassen pro Tag, mit Honig gesüßt und warm getrunken, lindern Reiz- und Keuchhusten, ungesüßt helfen sie bei Magen- und Darmstörungen.

## Rosmarin

Foto Seite 88

*Rosmarinus officinalis, Familie Lippenblütler*
Kranzkraut, Marienkraut, Weihrauchkraut, Merdau, Meertau, Maria Reinigung, Rosemarie, Brautkraut, Antonskraut, Hochzeitsbliemla, Kid, Hochzeitsmaien, Röselimarie

**Hilft bei:** Erschöpfungszuständen, nach Infektionskrankheiten und Grippe, niedrigem Blutdruck, Durchblutungsstörungen, Wasserstauungen.
**Inhaltsstoffe (Wirkstoffe):** Ätherisches Öl (Rosmarinöl), Gerbstoff, Bitterstoff, wenig Saponin, organische Säuren.

In Italien, ich erinnere mich besonders an Sirmione am Gardasee, wächst Rosmarin bis zu 2 m hoch als Busch oder stattliche Hecke heran – in unserem Klima ist das leider auch bei bester Pflege nicht zu erreichen, die Pflanzen bleiben hier kleiner. Wurzeln und ältere Äste des immergrünen Strauchs ver-

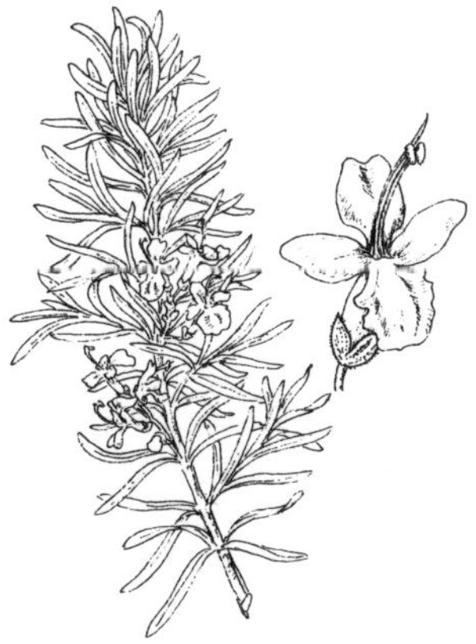

holzen, die Rinde ist schuppig. Junge Triebe sind weich und flaumig behaart, die schmalen Laubblätter, oberseits grün und wenig behaart, unterseits graufilzig, erinnern ein bißchen an Tannennadeln. Die kleinen blaß-

*Für die schöne Ringelblume findet sich in jedem ▷*
*Garten ein Plätzchen.*

blauen, manchmal auch weißen Blüten (V–VII) sitzen büschelweise an Kurztrieben. Der Duft aller Teile ist stark und erfrischend, der Geschmack kampferartig und etwas bitter.

Rosmarin stammt aus dem Mittelmeergebiet, wo er noch heute in großen Mengen an felsigen Hängen wächst. In Südfrankreich wird er angebaut.

In alten Zeiten war er vor allem Kultpflanze. Die Griechen glaubten, den Göttern gefalle ein Rosmarinkranz besser als einer aus Gold. Die Pflanze war Aphrodite geweiht, der griechischen Göttin der Liebe. Um böse Einflüsse und bedrohliches Schicksal abzuwenden, schmückte man im Mittelalter Täuflinge, Bräute und Tote im Sarg mit Zweigen und Kränzen aus Rosmarin. Vereinzelt wird heute noch nach altem Brauch bei Hochzeiten ein Rosmarinzweig in den Garten gesteckt. Wurzelt er und beginnt er zu wachsen, soll das ein gutes Vorzeichen für die Ehe sein.

## So können Sie Rosmarin selbst ziehen

Der Same bleibt zwei bis drei Jahre keimfähig. Sie bekommen ihn in den meisten Fachgeschäften und bei der Firma Bornträger (Adresse →Seite 113). Säen Sie im März in Kistchen oder Töpfe, die unregelmäßige Keimung dauert ungefähr vier Wochen. Die Entwicklung danach geht langsam vor sich, es muß pikiert und später in kleine Töpfe gesetzt werden. Es dauert zwei bis drei Jahre, bis Sie Blättchen ernten können, die für die angegebenen Anwendungen ausreichen; die Pflanzen sollen ja weiterleben, das können sie nicht, wenn man sie zu sehr rupft. Es gibt aber heute in den meisten Fachgeschäften Rosmarinpflanzen zu kaufen, bei denen Sie, je nach Anfangsentwicklungsstand und Pflege, nur ein bis zwei Jahre bis zur Ernte zu rechnen brauchen.

Ältere Pflanzen reifen während des Sommeraufenthaltes im Garten manchmal Samen aus, die herunterfallen, keimen und zu wachsen beginnen. Sie sollten sie im August/September eintopfen und während des Winters am hellen Fenster bei etwa 15° C weiterpflegen.

Von gekauften oder anderen älteren Pflanzen lassen sich außerdem im Juni Stecklinge schneiden (→Seite 25). Verwenden Sie Wurzelfix, das die Bewurzelung erleichtert und beschleunigt. Nur müssen Sie Geduld haben, bis der Steckling zu wachsen beginnt und eine richtige Pflanze daraus wird. – Teilung ist bei Rosmarin nicht möglich.

## Pflanzung, Düngung, Wasser, Pflege

Rosmarin kann in unseren Breiten nur während des Sommers – von Mitte Mai bis Anfang (Mitte) September draußen gehalten werden. Diese Sommerkur tut aber immer sehr gut, wenn Sie es richtig machen: Senken Sie die Töpfe bis zum Rand an sonniger, geschützter Stelle im Garten ein oder pflanzen Sie ohne Topf aus. Der Boden muß tief gelockert und durchlässig sein – mischen Sie notfalls Torf und groben Sand unter, da die Pflanzen gegen Staunässe sehr empfindlich sind. Sowohl beim Einsenken der Töpfe als auch beim Auspflanzen ist der Abstand immer so zu bemessen, daß die Pflanze nach allen Seiten hin genug Raum hat.

Düngen Sie in ein- bis zweiwöchentlichem Abstand mit 2 g/l eines Blumenvolldüngers.

Ab August wird nicht mehr gedüngt und etwas weniger als zuvor gegossen. Austrocknen dürfen die Pflanzen freilich auch jetzt nicht. Ende August/Anfang September setzen Sie die ausgepflanzten Rosmarin in passende, nicht zu kleine Töpfe und senken sie noch bis zum ersten Frost am alten Platz ein. So können sie sich langsam umstellen.

Bei uns ist Rosmarin ausschließlich in den klimatisch ganz besonders bevorzugten Gebieten und dort auch nur in windgeschützten, warmen Lagen winterfest; es genügt

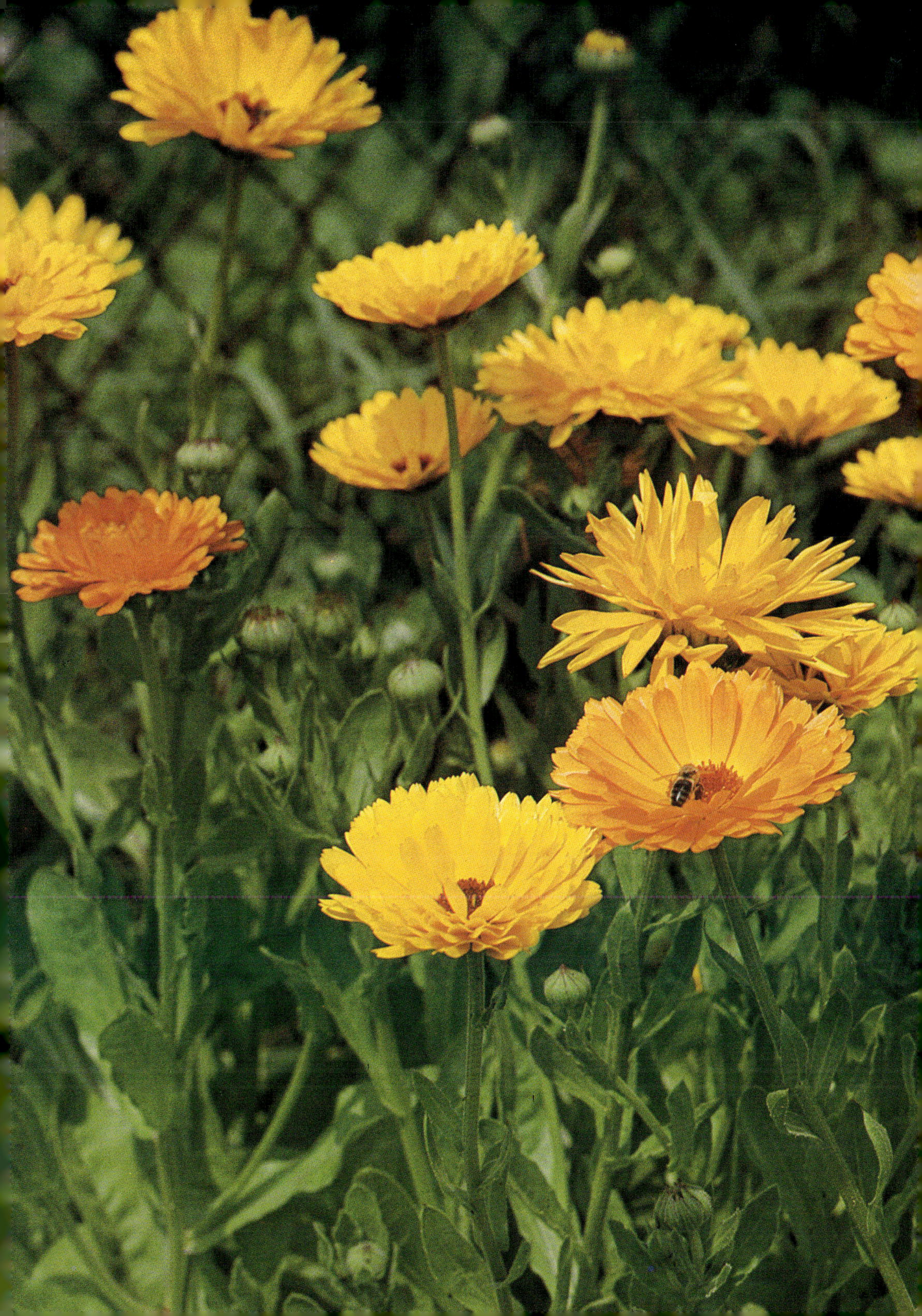

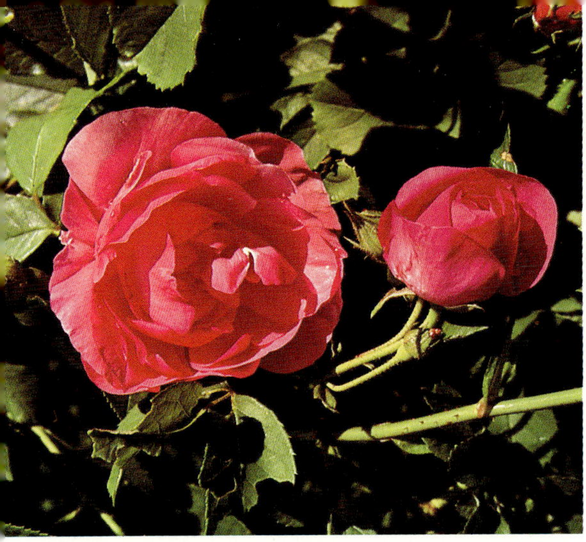
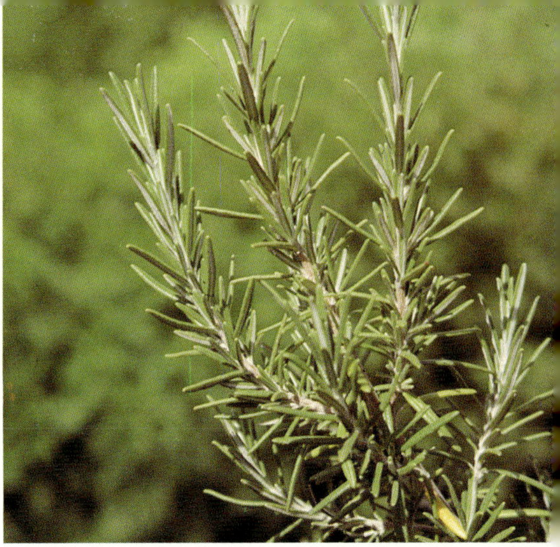
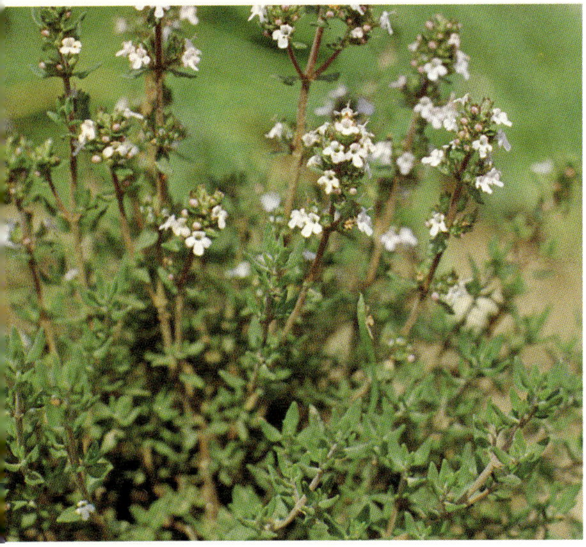
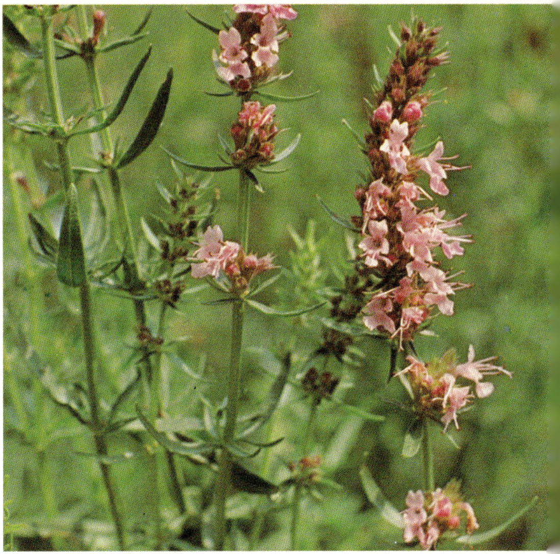
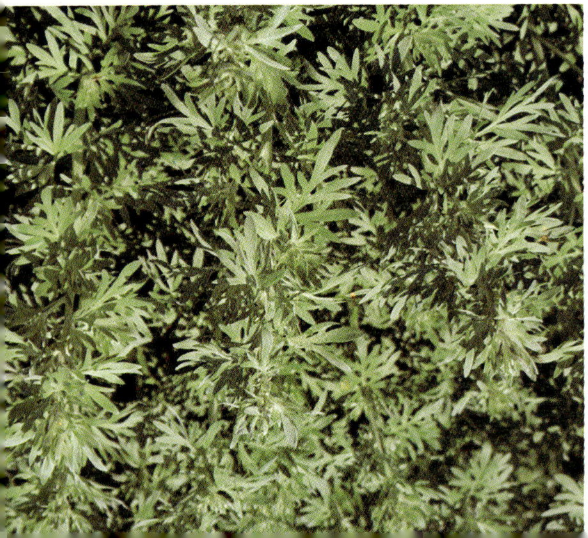
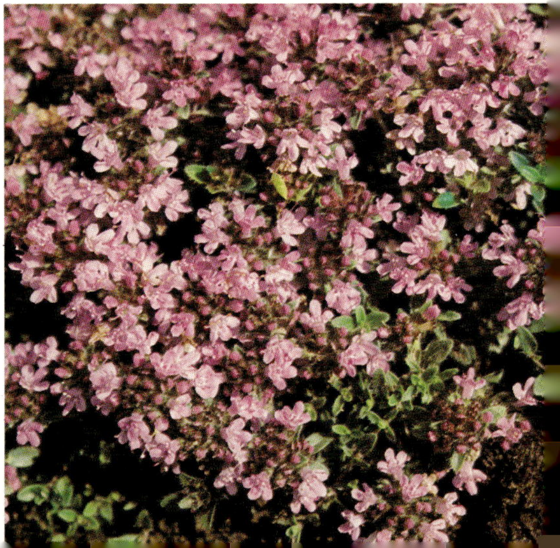

◁ *o. l. Essigrose, o. r. Rosmarin, m. l. Thymian, m. r. Ysop, auch blau und weiß blühend, u. l. Wermut, u. r. Quendel.*

dort eine Bodendecke aus Laub und eine Fichtenreisigabdeckung als Schutz; eingetopft wird natürlich auch nicht.

Fast überall aber ist die Überwinterung im Haus nicht zu umgehen. Vor oder spätestens nach dem ersten leichten Nachtfrost müssen die Töpfe unter Dach. Sie sollen sehr hell und möglichst kühl, bei Temperaturen nicht über 10° C stehen – etwa wie Kakteen. Manchmal eignet sich ein heller Kellerraum, dort stellt man dicht ans Fenster. Ich habe meine Rosmarin am Schlafzimmerfenster, wo sie sich gut halten. Allerdings heizen wir dort fast nie, die vorgeschriebene Temperatur wird also nie überschritten.

Während des Winters ist nicht zu düngen und nur sparsam zu gießen. Ich gebe meinen Pflanzen in den kalten Monaten das Wasser in den Untersatz und gieße weg, was nach einer Stunde nicht aufgesaugt ist. Das Gießen in größeren Abständen ist auch bei kühlem Stand nicht so gut, es gehen zu viele Blättchen verloren.

Nach dem Winter brauchen die Pflanzen jedes Jahr einen neuen, etwas größeren Topf und schließlich einen Kübel. Wer im Garten auspflanzt, gibt den neuen Topf erst im Herbst.

Rosmarin wird nicht zurückgeschnitten, es sind höchstens abgestorbene Äste zu entfernen.

### Tips zur Ernte, Aufbereitung und Anwendung

Die Blätter sind vor der Blütezeit zu pflücken und rasch zu trocknen, wobei die Temperaturen nie über 35° C steigen dürfen.

**Tee:** 1 gehäuften Teelöffel Rosmarinblätter mit 1/4 l kaltem Wasser übergießen, langsam zum Sieden erhitzen und dann gleich abseihen. Je eine Tasse morgens und mittags hilft bei Erschöpfungszuständen, besonders nach Infektionskrankheiten und Grippe.

**Rosmarin-Wein:** 10–20 g (eine Handvoll) Rosmarinblätter in einer Weinflasche mit 1 l leichtem Moselwein übergießen und nach sieben Tagen abseihen. Trinken Sie davon zweimal täglich ein kleines Glas, Rosmarin-Wein wirkt ähnlich wie der Tee, regt den Kreislauf an und hilft entwässern.

**Rosmarin-Spiritus:** Übergießen Sie 50 g Rosmarinblätter mit 250 g 70%igem Alkohol, pressen zehn Tage später ab und filtern. Um Blättchen zu sparen, können Sie hierfür auch Rosmarinöl in der Apotheke kaufen und davon 3 g in 1 l 70%igem Alkohol lösen. Einreibungen mit diesem Mittel fördern die Durchblutung.

**Rosmarin-Bad:** 50 g Rosmarinblätter mit 1 l Wasser ansetzen, zum Sieden erhitzen, 30 Minuten lang stehenlassen, danach abseihen und die klare Flüssigkeit dem Vollbad zusetzen, das nicht zu heiß sein sollte (nicht über 37° C). Das Bad belebt, regt den Kreislauf an, hilft bei Schwächezuständen und zu niedrigem Blutdruck. Man nimmt es immer morgens, abends beeinträchtigt es den Schlaf.

## Salbei

Foto Seite 35

*Salvia officinalis, Familie Lippenblütler*
Gartensalbei, Sabikraut, Tugendsabe, Schmale Sophie, Fischsalve, Königssalbei, Salbinblätter, Griechischer Tee, Scharlachkraut, Chüechlikraut, Müsliblätter, Kreuzsalbei, Salbine, Edelsalbei, Salver

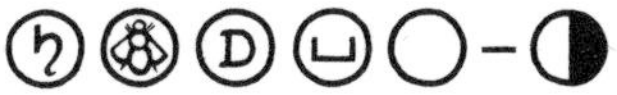

**Hilft bei:** Magen- und Darmstörungen, übermäßiger Schweißabsonderung, besonders im Klimakterium, Entzündungen in Mund und Rachen.

**Inhaltsstoffe (Wirkstoffe):** Ätherisches Öl, Gerbstoffe, Bitterstoffe.

Der Halbstrauch wird 50 bis 70 cm hoch. Die vierkantigen Stengel sind wie die länglichen, gestielten Blätter mit samtigem Haarfilz bedeckt, der die Pflanze graugrün erscheinen läßt. Einige Formen haben an den Stengelansätzen der Laubblätter mehr oder weniger ausgeprägte »Öhrchen« – sie gelten als besonders wirkstoffreich. Die Lippenblüten (VI–VIII) sind hell- bis violettblau. Die ganze Pflanze riecht und schmeckt kräftig aromatisch und etwas bitter.

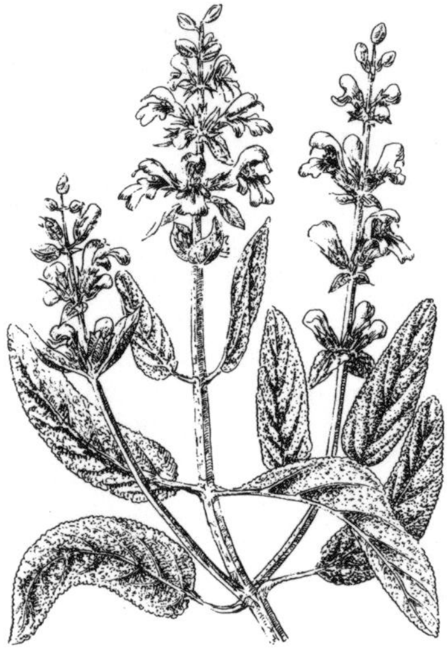

Salbei ist eine typische Pflanze des Mittelmeerraums. In Dalmatien, Südostserbien und Mazedonien bedeckt er Berghänge noch in 800 m Höhe. Als Heil- und Gewürzpflanze war Salbei schon im Altertum bekannt. Ob die Römer oder erst die Benediktinermönche ihn zu uns brachten, ist nicht bekannt. Jedenfalls wurde er schon im frühen Mittelalter als Heil- und Gewürzpflanze angebaut. Man findet ihn bei uns manchmal verwildert in Weinbergen.

### So können Sie Salbei selbst ziehen

Saatgut ist ein bis zwei Jahre keimfähig. Säen Sie im März/April in Töpfchen oder Saatschalen, nach einer guten Woche sind die Keimpflänzchen da. Sobald sie gut zu fassen sind, muß pikiert werden.

Zwei andere Möglichkeiten: Sie können Ende April ältere Pflanzen teilen – Äste dann bitte vor der Pflanzung um etwa die Hälfte zurückschneiden. Oder Sie schneiden im Frühsommer Stecklinge (→Seite 25), die relativ rasch wachsen.

Natürlich können Sie auch Pflanzen kaufen, in vielen Fachgeschäften und Garten-Centers oder bei der Firma Bornträger (Adresse →Seite 113).

### Pflanzung, Düngung, Wasser, Pflege

Salbei liebt tiefgründige, gepflegte Gartenböden mit ausreichender Kalkversorgung, gedeiht an sonnigen, aber auch noch an halbschattigen Plätzen und braucht Windschutz. Er eignet sich als Zwischenkultur im Obstgarten, hat dort mehr Blattfläche und im Sommer höhere Ölwerte als Sonnenpflanzen.

Setzen Sie die Pflanzen mit allseitigem Abstand von 40 cm, nie tiefer als sie bei der Anzucht standen. Jährliche gute Versorgung mit grobem Kompost ist günstig.

In Trockenperioden muß durchdringend gegossen, außerdem wie üblich gelockert und gejätet werden. Nach vier Jahren sollten Sie die Pflanzen teilen und neu aufpflanzen, weil sie sonst nicht mehr so gut treiben und wachsen.

Im tiefen Balkonkasten oder einem entsprechenden Gefäß können Sie Salbei etwa drei Jahre halten. Außer regelmäßigem Rückschnitt – damit der Platz ausreicht – darf hier die mineralische Düngung, 3 g/l eines Blumenvolldüngers jeweils im April, Mai und Juni nicht vergessen werden.

Blütenstände schneiden Sie bitte spätestens nach dem Verblühen weg, damit keine Samen ausgebildet werden, die nur Kraft nehmen. Blätter und Spitzen schneidet man spätestens Anfang August, die Pflanzen sollen wenigstens 20 cm hoch und gut beblättert in die kalte Jahreszeit gehen. Im Winter – das gilt für die meisten Gegenden Deutschlands – ist es ratsam, Salbeipflanzen mit Fichtenreisig oder Schattierfolie und durch Anhäufeln zu schützen.

Schneiden Sie die Triebe aber bitte immer erst im Frühjahr um knapp die Hälfte zurück. Bei Rückschnitt im Herbst kommt es leicht zu schweren Frostschäden.

### Tips zur Ernte, Aufbereitung und Anwendung

Blätter und junge Triebe (im ersten Jahr nur wenige) werden vor der Blüte gepflückt und rasch im Schatten getrocknet. Ist künstliche Trocknung nicht zu umgehen, bitte 35° C nicht überschreiten.

**Tee:** 1 bis 2 Teelöffel Salbeiblätter mit 1/4 l kaltem Wasser übergießen, langsam zum Sieden erhitzen und abseihen. Der Tee – zwei bis drei Tassen pro Tag getrunken – hilft bei Unruhe und Schwitzen, Magen- und Darmstörungen, außerdem – zu **Spülungen** und zum **Gurgeln** – bei Entzündungen des Zahnfleisches, in Mund und Rachen.

## Schafgarbe

Foto Seite 53

*Achillea millefolium, Familie Korbblütler*
Achilleskraut, Feldgarbe, Gachelkraut, Leiterli, Roleiblume, Garbenkraut, Bauchwehkraut, Schafrippe, Tausendblatt, Gänsezungen, Grillenkraut

Ⓐ◯Ⓓ

**Hilft bei:** Magen-, Darm- und Gallebeschwerden, Appetitlosigkeit, Frauenleiden (vegetative Dystonie des kleinen Beckens), zur Wundbehandlung.
**Inhaltsstoffe (Wirkstoffe):** Ätherisches Öl mit Azulenogenen, Bitterstoff, Gerbstoffe, Harz, Inulin, Asparagin, Gummi, Kali.

Die wild vorkommende Schafgarbe ist eine 50 bis 60 cm hohe Staude mit kriechendem, verzweigtem Wurzelstock, einer Blattrosette am Boden und derben, nur in der Blühregion verzweigten Stengeln. Die Blätter sind fiederteilig und flaumig behaart. Die weißen, öfter auch rosarot gefärbten Strahlenblüten um die gelblich weißen Röhrenblüten herum sitzen in flachen Scheindolden an den Stengelenden.

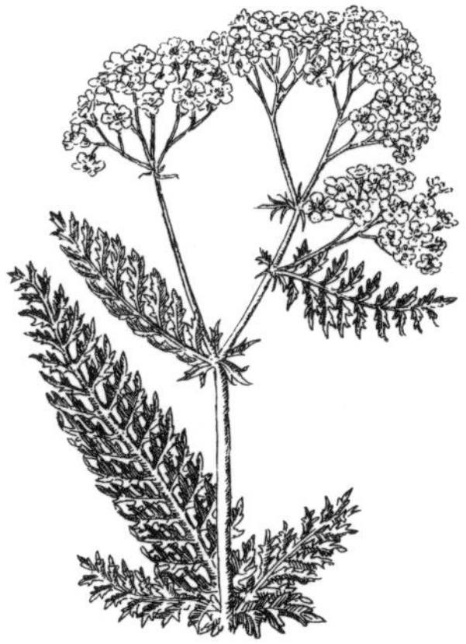

Die Pflanze ist in Europa, Westasien, dem Kaukasus und im Nordiran heimisch, in Nordamerika, Australien und Neuseeland eingebürgert. Bei uns wächst sie an Wegrändern und Wiesenrainen, auf Alpenweiden und Geröllhalden, von der Ebene bis zu 2700 m hinauf.

### So können Sie Schafgarbe selbst ziehen

Schafgarbensamen bekommen Sie bei der Firma Bornträger, er sollte nicht länger als ein Jahr verwendet werden. Pflanzen der dunkelrot blühenden *Achillea millefolium* ›Kirschkönigin‹ führt die Firma Treppens. Pflanzen der gleichfalls dunkelroten ›Kelway‹ die Firma Wachter (Adressen →Seite 113). Die roten Sorten werden oft durch Teilung vermehrt, weil Sämlinge den Mutterpflanzen in der Farbe nicht immer völlig gleichen.

Säen Sie im April/Mai in Töpfe, Schalen oder auf ein geschützt liegendes Saatbeet. Der feine Samen wird nur angedrückt, nicht zugedeckt, feucht und vor Sonnenbestrahlung geschützt gehalten. Bei 20° C keimt er innerhalb von zwei bis drei Wochen. Dann sind Temperaturen um 15° C günstiger. Sobald wie möglich wird einzeln in Töpfchen (Multitopfplatten, Quick-pot-Platten) pikiert.

### Pflanzung, Düngung, Wasser, Pflege

Schafgarbe stellt keine großen Ansprüche an den Boden, verträgt aber weder Staunässe noch dauernde Feuchtigkeit, braucht Licht und Sonne.

Nach guter Durchwurzelung und Bildung junger Blättchen und Triebe gießen Sie die kleinen Pflanzen an, nehmen sie ein bis zwei Stunden später aus den Gefäßen und pflanzen ins Freie, Abstand 40×40 cm. Sie wachsen zu umfangreichen Büschen heran und brauchen entsprechenden Platz.

Ältere Pflanzen können Sie im Frühjahr teilen und auf den gleichen Abstand setzen.

Bis zum Anwachsen muß bei großer Trockenheit gegossen, Unkraut entfernt und die Erde zwischen den Pflanzen ab und zu oberflächlich (Wurzelschonung!) gelockert werden.

Später ist das nur noch in Ausnahmefällen nötig. Jährliche Kompostgaben, immer im Frühjahr, bekommen auch der Schafgarbe gut.

### Tips zur Ernte, Aufbereitung und Anwendung

Von Juni bis September wird das blühende Kraut handbreit über dem Boden abgeschnitten. Dabei sortiert man holzige und besonders dicke Stengelteile gleich aus, bündelt und trocknet den guten Rest im Schatten oder künstlich bei nicht mehr als 35° C.

**Tee:** 2 gehäufte Teelöffel Schafgarbenkraut mit 1/4 l kochendem Wasser übergießen und nach 15 Minuten abseihen. Zwei bis drei Tassen täglich mäßig warm getrunken, helfen bei Appetitlosigkeit, vielen Magen-, Darm- und Gallebeschwerden. Das Azulen enthaltende ätherische Öl wirkt desinfizierend, entzündungswidrig und krampfstillend. Äußerlich wird der Tee zur Wundbehandlung verwendet. Ein besonderes Anwendungsgebiet ist die sogenannte vegetative Dystonie des kleinen Beckens, die sich in krampfartigen Schmerzen im Unterleib, verbunden mit Kreuzschmerzen und schmerzhafter Regelblutung äußert.

Wer auf Schafgarbe mit einem Überempfindlichkeitsausschlag reagiert – es kommt nicht allzu oft vor – sollte bei den ersten Anzeichen die Teekur abbrechen.

## Thymian

Foto Seite 88

*Thymus vulgaris, Familie Lippenblütler*
Gartenthymian, Echter Thymian, Römischer Quendel, Gemeiner Kölm, Jungferndemut, Zimis

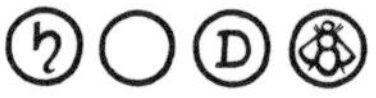

**Hilft bei:** Krampfartigen Beschwerden des Verdauungstraktes, Durchfall, Husten, Bronchitis, asthmatischen Anfällen; auch als Bad.
**Inhaltsstoffe (Wirkstoffe):** Ätherisches Öl mit bis zu 50% Thymol, Carvacrol, Borneol, Cymol, Gerbstoff, Glykoside, Harze.

Gartenthymian, ein Halbstrauch, wird etwa 30 cm hoch. Die aufsteigenden, oben gleichmäßig kurz behaarten Zweige verholzen mit der Zeit im unteren Teil sehr stark. Die kleinen, kräftig grünen, länglich ovalen Blättchen sind drüsig punktiert. Die Blütenstände (V–VI, vereinzelt bis in den Herbst) erinnern an Ähren. Sie tragen viele dunkellila oder rosa Blütchen, zwittrige, die größer, und weibliche, die etwas kleiner sind.

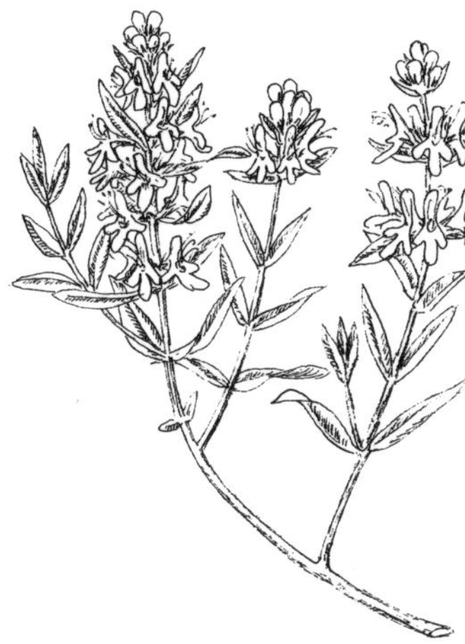

Thymian ist in den Felsenheiden und Strauchzonen des westlichen Mittelmeergebietes heimisch, bis in Höhen von 1000 m. Bei uns kommt er nur angepflanzt vor. Thymian gehört zu den ältesten Heil- und Würzpflanzen und ist bereits in den Schriften der Sumerer von Mesopotamien im 5. Jahrhundert vor Christus erwähnt. Der heute übliche Name läßt sich vom griechischen thymos = Kraft ableiten. Die Pflanze war kennzeichnend für die attische Landschaft, und »nach Thymian duftend« bedeutete dort hohes Lob für den Schreibstil eines Schriftstellers. Die Ägypter verwendeten Pflanzenauszüge als Parfüm und zum Einbalsamieren. Nach Deutschland kam das Kraut wahrscheinlich mit den Benediktinern.

## So können Sie Thymian selbst ziehen

Saatgut bekommen Sie im Fachgeschäft, bei großen Samenfirmen und bei der Firma Bornträger (Adresse →Seite 113), es bleibt zwei Jahre keimfähig. Säen Sie Ende März/Anfang April in Topf oder Schale, drücken den sehr feinen Samen nur an und decken ihn nicht ab (→Seite 23). Meist sind bereits nach einer Woche alle Pflänzchen da. Sobald sie gut zu greifen sind, wird pikiert. Es ist auch möglich, kräftige Pflanzen zu teilen.

Es gibt zwei Sorten: den ›französischen‹ oder ›Sommer-Thymian‹ und den ›Deutschen‹ oder ›Winter-Thymian‹. Der erste ist etwas niedriger und weicher, wächst rascher und üppiger, muß aber wegen seiner Frostempfindlichkeit bei Pflanzung im Garten jedes Jahr neu herangezogen werden. Im Topf oder Balkonkasten, hell, kühl und frostfrei mit viel frischer Luft gehalten, kann er mehrere Jahre leben. Der zweite, der »Deutsche«, ist langsamer im Wuchs, aber viel widerstandsfähiger als der »Französische«, er kann, in rauhen Lagen unter einer Reisigdecke, draußen überwintern. Bei richtiger Behandlung darf er 3 bis 4 Jahre am gleichen Platz bleiben, bevor man ihn umpflanzt oder junge Pflänzchen setzt.

## Pflanzung, Düngung, Wasser, Pflege

Thymian wächst noch auf trockenen, steinigen, nährstoffarmen Böden, wenn er warm, windgeschützt und besonnt steht. Schwere Böden müssen durch reichliche Torf- Sand- und Kompostbeimischung aufgelockert werden.

Da er sich stutzen läßt, eignet sich Thymian gut für Einfassungen und für den Steingarten.

Man pflanzt nach den Maifrösten auf 20×20 cm. Alte Pflanzen werden nicht fortgeworfen, sondern geteilt. Das ist in der Regel ganz leicht, da die niederliegenden Triebe schon an der Pflanze Wurzeln bilden.

Geteilt wird, sobald der Thymian im Frühjahr zu wachsen beginnt, oberirdische Teile sind dabei bis auf 5 cm über der Erde zurückzuschneiden. Pflanzen Sie fest und etwas tiefer als vorher, gießen stark an und halten bis zum Anwachsen feucht.

Thymian verträgt zwar viel Trockenheit, wenn er angewachsen ist, wächst aber dann kaum. Darum müssen Sie in Trockenperioden auch große Pflanzen gießen. Jäten und Lockern des Bodens nicht vergessen! Pflanzen im Gefäß brauchen flüssige Düngung, ab Juli aber bitte aufhören, vor allem, wenn die Gefäße draußen überwintern sollen.

### Tips zur Ernte, Aufbereitung und Anwendung

Schneiden Sie Triebspitzen von einigen Zentimetern Länge, während die Pflanze blüht. Gebündelt oder ausgebreitet wird in luftigem Schatten oder künstlich bei Temperaturen nicht über 35° C getrocknet.

**Tee:** 1 gehäuften Teelöffel Thymiankraut mit 1/4 l kaltem Wasser übergießen, zum Sieden erhitzen und gleich abseihen. Drei Tassen täglich, mäßig warm getrunken, helfen bei gestörter Verdauung, bei Gärungserscheinungen, krampfartigen Beschwerden des Verdauungstraktes und bei Durchfall. Mit Honig gesüßt, ist Thymiantee ein gutes Mittel gegen krampfartigen Husten, chronische und akute Bronchitis und zur Linderung asthmatischer Anfälle. Empfehlenswert ist es, Thymian mit Fenchel (→Seite 45) zu gleichen Teilen zu mischen.

**Bad:** 100 g Thymiankraut mit 1 l kochendem Wasser übergießen, 20 Minuten ziehenlassen, abseihen und die Flüssigkeit ins Vollbad gießen. Das Bad lindert Erkältungserscheinungen, vor allem Husten und Bronchitis, aber auch Asthma.

## Duftveilchen

*Viola odorata, Familie Veilchengewächse*
Maienägeli, Veieli, Märzveilchen, Viönli, Osterveigerl, Marienstengel, Oeschen

④ ◑ – ●

**Hilft bei:** Bronchitis, Keuchhusten, Halsentzündung, Hautunreinheiten.
**Inhaltsstoffe (Wirkstoffe):** Saponine, Bitterstoff, ein Glykosid, Salizylsäuremethylester, Odoratin.

Veilchen sind niedrige Stauden mit verzweigtem, kriechendem Wurzelstock, der unterirdische Ausläufer treibt. Die breit herzförmigen, am Rand gesägten Laubblätter wachsen ungefähr zur gleichen Zeit wie die stark duftenden, schön geformten, tiefblauvioletten Blüten (III–IV), die in der Re-

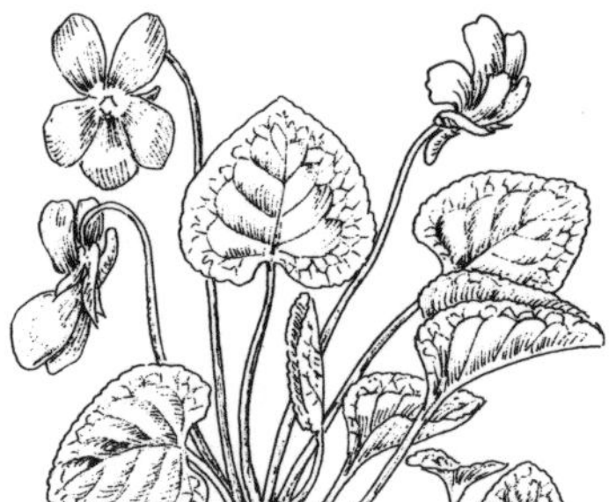

gel unfruchtbar sind. Im August erscheinen an den diesjährigen Trieben kleine, unscheinbare Blumen, die geschlossen bleiben. Es entwickeln sich Samen mit zucker- und fetthaltigen Anhängseln, die von Ameisen verschleppt und so verbreitet werden.

Duftveilchen sind in Westeuropa, dem Mittelmeergebiet, dem Kaukasus und in

Kurdistan zu Hause. Sie wachsen im Schatten lichter Gehölze, zwischen Gras, auf kalkhaltigem Laubhumus und leicht feuchtem Boden. Diese alten Kulturpflanzen wurden schon von Griechen, Römern und den alten Völkern Mittel- und Westeuropas geschätzt.

## So können Sie Veilchen selbst ziehen

Wild wachsende Duftveilchen und samenechte Sorten wie ›Königin Charlotte‹, die im Herbst ein zweites Mal blüht, und die großblumige ›The Czar‹ (bei der Firma Jelitto, Adresse →Seite 113) sollten Sie nur säen, wenn Sie Freude am Heranziehen junger Pflanzen haben. Diese Art der Vermehrung ist bei Veilchen nicht ganz einfach. Der Samen soll möglichst frisch sein. Säen Sie bald nach der Samenernte, Oktober bis Dezember, in Schalen mit sandgemischter Erde. Auch dann können Sie nur mit einem Keimergebnis von etwa 40% rechnen, bei älteren Samen (1 bis 2 Jahre alt) ist es noch wesentlich geringer! Das Saatgut wird angedrückt, ½ bis 1 cm hoch mit sandiger Erde übersiebt und nach vorsichtigem Angießen zusätzlich mit dunkler Folie bedeckt – Duftveilchen sind Dunkelkeimer.

Die Saatgefäße sollen nun mindestens 4 Wochen lang Temperaturen zwischen 0 bis 5° C ausgesetzt sein. Feuchthalten nicht vergessen! Danach stellt man bei 15 bis 18° C auf und kann damit rechnen, daß bis zum Frühjahr alle keimfähigen Pflänzchen da sind. Sehen Sie öfter nach und stellen Gefäße, in denen bereits viele Blättchen zu sehen sind, ohne Folie, hell, aber vor direkter Sonne geschützt. Einzelne Keimlinge in Schalen herauspikieren, so bleiben die Samen weiter im Dunkeln.

Sie können die ersten Veilchen auch kaufen (bei den Firmen Bornträger und Wachter, Adressen →Seite 113) und später von den großgewordenen Pflanzen durch Teilung nach der Blüte oder durch Ausläufer im Spätsommer Ihren Bestand vermehren. Durch Teilung und Ausläufer (vegetative Vermehrung) können Sie alle Sorten von *Viola odorata* vermehren. Teil- und Ausläuferpflanzen werden einzeln in Gefäße (Töpfe) gesetzt und bis zum Durchwurzeln und Weiterwachsen unter Glas (kalter Kasten) in lichten Schatten gestellt und feucht gehalten.

## Pflanzung, Düngung, Wasser, Pflege

Veilchen gedeihen am besten in humusreichen, kalkhaltigen, nahrhaften, nicht zu schweren und etwas feuchten Böden, am Fuß von Laubhecken oder anderen lichten Gehölzen, unter denen es auch im Sommer noch genügend hell und warm ist. Sie brauchen Schutz vor zuviel Licht und Sonne, kümmern aber im tiefen Schatten genauso wie an kühlen Standorten. Auch unter Flachwurzlern wie Birken, die den Boden auszehren, fühlen sie sich nicht wohl. Geeignete Nachbarn sind Schattengräser, Waldsteinien, Epimedien und Waldanemonen.

Bereiten Sie den Boden vor der Pflanzung durch oberflächliches Einbringen von reichlich Kompost vor und geben auch später jährlich Kompost. Richtig untergebracht und versorgt, bilden Veilchen im Lauf der Zeit dichte Teppiche.

Sämlinge können Sie im September des folgenden Jahres an Ort und Stelle setzen, Abstand 25×20 bis 25 cm. Teil- und Ausläuferpflanzen nehmen Sie nach Durchwurzelung des Ballens und Weiterwachsen (Bildung neuer Blättchen) vorsichtig aus dem Topf und pflanzen im gleichen Abstand wie die Sämlinge. 2 bis 3 Stunden vor der Pflanzung gießen, außerdem angießen! In der ersten Zeit müssen Sie ab und an Unkraut entfernen und bei Trockenheit Wasser geben.

Nach dem Anwurzeln ist außer jährlichen Kompostgaben meist nichts anderes nötig, als Sämlinge und Ausläufer der schattengebenden Nachbargehölze zu entfernen, damit die Veilchen nicht unterdrückt werden.

### Tips zur Ernte, Aufbereitung und Anwendung

Das Kraut wird zur Blütezeit geschnitten und im Schatten getrocknet.

**Tee:** 2 Teelöffel Veilchenkraut mit $1/4$ l kaltem Wasser übergießen, zum Sieden erhitzen, 5 Minuten ziehen lassen und abseihen. Zwei bis drei Tassen täglich, mit Honig gesüßt, helfen gegen Husten und lindern Keuchhusten. Der ungesüßte Tee ist ein gutes Gurgelmittel bei Halsentzündungen und geeignet zu Waschungen bei Hautunreinheit.
**Sirup:** 1 Tassenkopf frischer Veilchenblüten in einer Flasche mit $1/4$ l heißem Wasser übergießen, nach 24 Stunden abseihen, erhitzen und über einen zweiten Tassenkopf voll frischer Veilchenblüten gießen. Nach 24 Stunden wird nochmals abgeseiht und mit der gleichen Menge Honig gemischt. Der Sirup hilft, teelöffelweise genommen, bei Bronchitis und Husten (auch Keuchhusten).

## Wermut

Foto Seite 88

*Artemisia absinthium, Familie Korbblütler*
Absinth, Alsen, Wiegenkraut, Wurmkraut, Grabkraut, Hilligbitter, Bitterals, Magenkraut, Elsenkraut, Gottvergiß, Mottenstock, Eberreis, Gartenheil, Garthan, Schweizertee, Wärmüetee, Heilbitter, Ölde, Artenheil

♄ ○ ⊔

**Hilft bei:** Verdauungsschwäche, Blähungen, Völlegefühl, Appetitlosigkeit, Grippe, Erkältungskrankheiten, Gallebeschwerden.
**Inhaltsstoffe (Wirkstoffe):** Bitterstoffe, ätherisches Öl, Gerbstoffe.

Wermut kann bis zu zehn Jahre alt werden und treibt bis zu 1,50 m hohe, locker beblätterte, behaarte Äste. Die Blätter sind gestielt, vielfach gefiedert und besonders auf der Unterseite silbergrau behaart. Dadurch

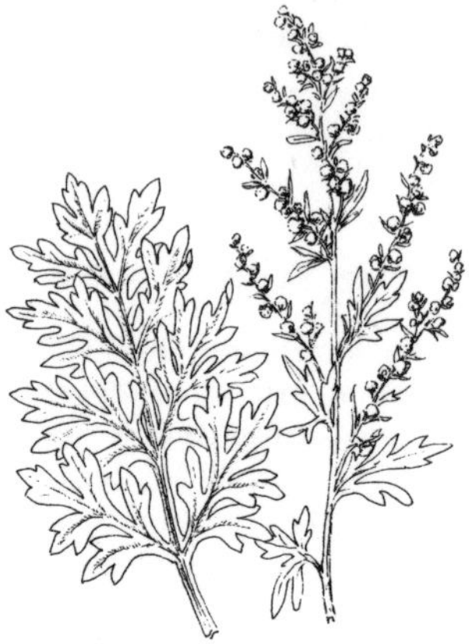

wirkt die ganze Pflanze seidig graugrün. Die vielen Blütenköpfchen in den Blattachseln an den Triebenden (VII–IX) haben einen silbergrauen Hüllkelch und hellgelbe Röhrenblüten. Insekten oder Wind sorgen für Bestäubung.

Wermut ist fast überall in Europa – ausgenommen ist der hohe Norden und einige südliche Gebiete – in mehreren Formen zu finden, oft zusammen mit anderen Artemisia-Arten wie Beifuß, vor allem an trockenen Stellen. Schon vor 3000 Jahren wurde die Pflanze in Ägypten gebraucht. Griechische und mittelalterliche Ärzte befaßten sich mit ihren Heilwirkungen, Karl der Große schrieb gegen 810 den Pächtern seiner Güter den Anbau vor.

### So können Sie Wermut selbst ziehen

Samen bleiben drei Jahre keimfähig, man bekommt sie in den meisten Fachgeschäften.

Säen Sie im März/April in Töpfchen oder Schalen, nach ein bis zwei Wochen sind die Sämlinge da, später muß pikiert werden.

Alte Stöcke lassen sich im Frühjahr bei Beginn des Neuaustriebs teilen. Im Frühsommer können Sie Stecklinge machen, die rasch wachsen. Auch Pflanzenkauf im Fachgeschäft oder bei der Firma Bornträger (Adresse →Seite 113) ist möglich.

### Pflanzung, Düngung, Wasser, Pflege

Kalkhaltiger, etwas sandig-lehmiger oder auch anmooriger, gut mit Humus versorgter Boden eignet sich besonders gut. Wermut wächst aber auch in allen anderen Bodenarten, wenn sie nur genug Humus enthalten. Stickstoff verhindert rasches Verholzen. Wichtig ist ein sonniger geschützter Platz, Staunässe bekommt nicht. Gesäte Pflanzen setzt man im Mai/Juni. Alle, auch gekaufte oder im Frühjahr bei Neuaustrieb geteilte Pflanzen brauchen einen Abstand von 40× 40/50 cm. Nach der Pflanzung ist stark anzugießen. In rauhen Lagen ist im ersten Winter Anhäufeln günstig.

Da Wermut durch ausgewaschenes Absinthin andere Gewächse nachgewiesenermaßen bei der Keimung, im Wachsen und Blühen behindert, soll er möglichst allein stehen, vielleicht als geschlossene Pflanzung am besonnten Gartenzaun. Er eignet sich deshalb trotz seiner eigenartigen Schönheit auch nicht für die Staudenrabatte. Auf der Terrasse kann Wermut im geräumigen Gefäß (Größe eines 10 Liter-Eimers, 30 cm-Topf, 30 cm tiefer Balkonkasten) bei regelmäßigem Rückschnitt und richtiger Düngung (→Seite 20) zwei Jahre gehalten werden. Bei warmem, trockenem Wetter gießen, den Boden locker und unkrautfrei halten.

### Tips zur Ernte, Aufbereitung und Anwendung

Man schneidet zur Blütezeit die oberen, zarten Triebe mit den Blüten und hängt sie gebündelt zum Trocknen auf.

**Tee:** 1 Teelöffel Kraut (geschnitten und getrocknet) mit 1/4 l kochendem Wasser überbrühen und nach 10 Minuten abseihen. Bei Bedarf eine Tasse oder dreimal täglich eine Tasse sehr warm nach dem Essen getrunken, hilft bei Verdauungsschwäche, Blähungen, Völlegefühl und Appetitlosigkeit, vor allem, wenn diese Beschwerden durch eine kranke oder gereizte Galle hervorgerufen werden. Außerdem mobilisiert der Tee körpereigene Abwehrkräfte gegen Grippe und Erkältungskrankheiten. Bitte nie süßen! Das mindert die Wirkung.

In kleinen Mengen macht Wermut fette Gerichte, vor allem fettes Fleisch, leichter verdaulich und gibt ihm eine pikante Note.

*Wichtig:* Bitte überschreiten Sie die angegebenen Dosierungen nicht! Schwangere sollten Wermut meiden. Vor Wermutschnaps wird grundsätzlich gewarnt.

## Ysop

Foto Seite 88

*Hyssopus officinalis, Familie Lippenblütler*
Ispen, Eisewig, Kirchenseppli, Weinespe, Josop, Chilchsuppe, Chirchesürpfli, Eiserigkraut, Kilchenschoppen, Söpli, Bienenkraut

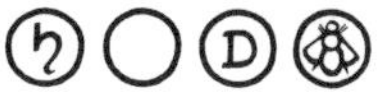

**Hilft bei:** Magen- und Darmstörungen, Appetitlosigkeit, trockenem Husten.
**Inhaltsstoffe (Wirkstoffe):** Ätherisches Öl, Gerbstoffe, bittere Glykoside, Farbstoff Hyssopin.

Ysop ist ein Halbstrauch mit relativ kurzen, verholzenden, überwinternden Trieben und meist absterbenden, vierkantigen, behaarten Stengeln. Die schmalen, ganzrandigen, zugespitzten Laubblätter sind derb, kräftig grün und mit vielen Öldrüsen besetzt. Die Blütenstände (VI–IX) wirken wie schmale Ähren, an denen die meist blauen, aber auch rosa oder weißen Einzelblütchen büschelweise übereinander stehen. Die Pflanze riecht aromatisch.

Urheimat des Ysop scheint Kleinasien zu sein, er ist vom Altai bis in die Länder um das Kaspische und Schwarze Meer verbreitet und findet sich in den Felsenheiden des Mittelmeergebietes bis in die Südalpen. In Lamaklöstern werden große Ysopbüschel aufgehängt, ihr Duft soll Krankheiten abhalten und hat vielleicht wirklich eine gewisse desinfizierende Wirkung. Nach Mitteleuropa kam das Kraut wahrscheinlich durch die Benediktiner. Der Name soll vom arabischen »Azzof« = heiliges Kraut herrühren. Bei uns findet man Ysop in Gärten angebaut.

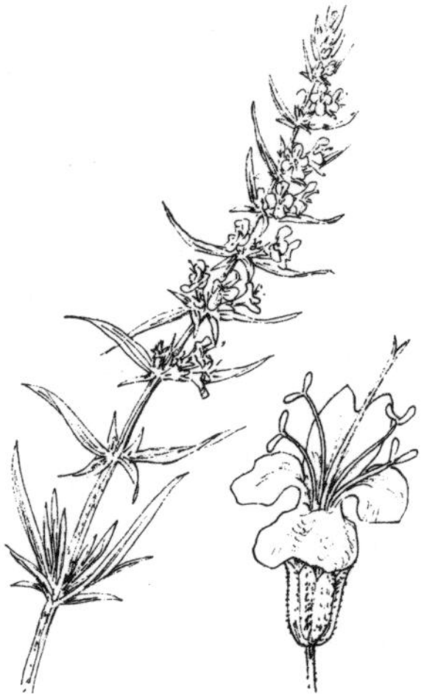

## So können Sie Ysop selbst ziehen

Der Samen bleibt zwei Jahre keimfähig und keimt in 7 bis 10 Tagen. Säen Sie im März/April in Topf oder Schale und pikieren später. Ysop kann auch durch Teilung älterer Pflanzen bei Beginn des Austriebs oder durch Junistecklinge vermehrt werden.

## Pflanzung, Düngung, Wasser, Pflege

Ysop gedeiht am besten auf leichten, kalkhaltigen, tief bearbeiteten Böden und muß frei und besonnt stehen. Hohen Grundwasserstand verträgt er nicht. Schwere Böden müssen durch Einarbeiten von Kompost, Torf und vielleicht auch etwas Sand vorbereitet werden. Pflanzen Sie auf 30×25 cm Abstand. Wenn Sie im Frühjahr und im Frühsommer im Abstand von drei Wochen mit einer Lösung von 3 g/l düngen, wird das Wachstum gefördert, Pflanzen im (großen und 25 bis 30 cm tiefen) Gefäß sind darauf angewiesen. Freilandpflanzen können Sie auch in jedem Frühjahr mit Kompost oder einem organischen Volldünger versorgen.

Nach 4 bis 5 Jahren sollten Sie umpflanzen, weil die Sträuchlein sonst nicht mehr gut wachsen. Sie können dabei, zu Beginn des Austriebs im April oder im September, gleich teilen.

Ysop eignet sich wegen seiner schönen Blüten und seines Wuchses ausgezeichnet auch für Zier- oder Steingarten.

## Tips zur Ernte, Aufbereitung und Anwendung

Schneiden Sie das blühende Kraut ab dem Jahr nach der Pflanzung, nehmen Sie nur die oberen, noch zarten Teile. Sie werden gebündelt im Schatten zum Trocknen aufgehängt.

**Tee:** 2 Teelöffel Kraut mit ¼ l kaltem Wasser ansetzen, zum Sieden erhitzen und nach 5 Minuten abseihen. Zwei Tassen täglich getrunken, helfen bei Magen- und Darmstörungen sowie Appetitlosigkeit und lösen den Schleim bei trockenem Husten.

# Eberesche

Foto Seite 18

*Sorbus aucuparia* und *Sorbus aucuparia edulis, Familie Rosengewächse*
Drosselbeere, Vogelbeere, Kronawitterbeere, Eibschn, Mährische Eberesche

♄ - ♄ ○ - ◑

**Hilft bei:** Appetitlosigkeit, Magenverstimmungen.
**Inhaltsstoffe (Wirkstoffe):** Reichlich Vitamin C, Karotin (Provitamin A), organische Säuren, wenig ätherisches Öl, Gerbstoffe.

Wilde Ebereschen wachsen als Großsträucher mit mehreren Stämmen oder als bis zu 15 m hohe Bäume mit locker gebauter Krone. Die glatte graubraune Rinde ist hellgrau gefleckt. Die wechselständigen, unpaarig gefiederten, bis 20 cm langen Blätter bestehen aus 9 bis 15 lanzettlichen Blättchen, die

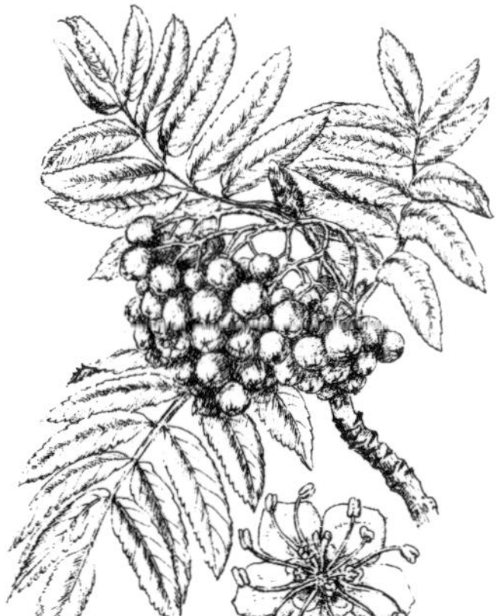

oben dunkelgrün, unten heller und in der Jugend stark behaart sind. Die großen Blütendolden, botanisch Trugdolden, mit vielen etwa 1 cm breiten, weißen Blütchen erscheinen im Mai/Juni, die erbsengroßen, kugeligen, hochroten Beeren sind Ende Juli/Anfang August ausgefärbt. Die Mährische Eberesche, *Sorbis aucuparia edulis,* um 1810 im Altvatergebirge bei Spornau entdeckt, orangerot gefärbt und besonders gut zur Verwertung geeignet, hat fast doppelt so große Beeren. Schon im August werden die Blätter nach und nach rötlich gelb, in Nordeuropa sogar dunkelrot. Ebereschen gehören zu den schönsten und zugleich anspruchslosesten Gehölzen, die es gibt, erfreulich anzusehen vom Blattaustrieb bis zum Blattfall und sogar im Winter. An Eingang und Wegen bitte nicht pflanzen, weil abfallende Früchte im Herbst dort Ärger machen. Es gibt Ebereschen fast überall in Europa, von Süditalien bis Nordnorwegen, in Westsibirien und Kleinasien, an trockenen und feuchten Stellen, auf humosen und mineralischen Böden, von der Ebene bis über die Waldgrenze. Sie wachsen in lichten Wäldern, werden als Straßenbäume, in Gärten und Parks gepflanzt, eignen sich für die Besiedlung von Kahlschlägen, Ödland und sogar als Lawinenschutz, vertragen kurzzeitig Überschwemmungen und in der Jugend etwas Schatten. Leider werden sie nicht besonders alt, sie leben nur 20 bis 30 Jahre.

Die Eberesche, Bienen- und Vogelnährgehölz zugleich, kann auch für kleinere Gärten ein echter Hausbaum sein, weil sie in bestimmten Formen schlank wächst und verhältnismäßig wenig Raum beansprucht.

## So können Sie Ebereschen selbst ziehen

Besorgen Sie sich junge Bäume in einer Baumschule oder einem Garten-Center. Besonders schön sind die Formen »Fastigiata«, 5 bis 7 m hoch, und die schon erwähnte »Mährische Eberesche«, 8 bis 10 m hoch. Beide wachsen schmal und gleichmäßig und haben große Früchte von etwa 1 cm Durchmesser. Der Fruchtansatz ist besonders reich, die Beeren schmecken aromatisch und angenehm mild. Seit einiger Zeit gibt es zwei in Pillnitz bei Dresden gezüchtete Sorten: ›Konzentra‹ mit kleinen, rötlich orangefarbenen Früchten und leicht saurem Geschmack, Vitamin-C-Gehalt des Konzentrats mit 220 mg/100 g sehr hoch, und ›Rosina‹ mit großen, leuchtend roten Früchten von besonders aromatischem Geschmack, Vitamin-C-Gehalt des Konzentrats 100 mg/100 g. Leider bekommt man sie bei uns selten.

### Pflanzung, Düngung, Wasser, Pflege

Ebereschen wachsen in jedem gut gepflegten Gartenboden, Staunässe und Verdichtungen sind nicht günstig. Junge Pflanzen vertragen Halbschatten, größere sollten volles Licht haben.

Ebereschen werden gepflanzt wie auf Seite 26 beschrieben. Am besten setzen Sie zwei oder drei junge Pflanzen als Gruppe im allseitigen Abstand von 2,50 bis 3 m und stets so, daß sie später nicht durch andere hohe Gehölze eingeengt sind und volles Licht bekommen.

Niedere Sträucher wie Forsythie, Deutzie, Weigelie, Spiraee und Fingerstrauch sehen hübsch unter Ebereschen aus und bleiben so niedrig, daß sie nicht stören. Eingewurzelte Bäume brauchen keine besondere Pflege.

### Tips zur Ernte, Aufbereitung und Anwendung

Die reifen Fruchtstände werden im ganzen abgeschnitten. Für die Saftgewinnung können sie bleiben, wie sie sind, zum Kochen von Marmelade, Mus und »falschen Preiselbeeren« beert man sie genauso ab wie zum Trocknen.

**Marmelade (Mus):** Man kocht die Beeren mit wenig Wasser weich, streicht sie durch ein Sieb und kocht mit der gleichen Menge Zucker dick. Als »Preiselbeeren« schmecken nur Früchte der Mährischen Eberesche, *Sorbus aucuparia edulis.* Beide Zubereitungen helfen bei Appetitlosigkeit und Magenverstimmungen.

**Tee:** 1 Eßlöffel voll getrockneter, zerkleinerter Beeren mit $^1/_4$ l kochendem Wasser übergießen und nach 10 Minuten abseihen. Der Tee hilft ebenfalls bei gelegentlichen Magenverstimmungen, aber auch bei Durchfall, wenn zweimal täglich eine Tasse getrunken wird.

Aus dem **Saft** (Dampfentsafter) läßt sich ein sehr schmackhaftes Gelee kochen. Er ist aber, leicht gesüßt, auch zum Trinken geeignet (reich an Vitamin C). Unverdünnter Ebereschensaft ist unbekömmlich, setzen Sie ungefähr ein Drittel Wasser zu.

Frische **rohe Ebereschenbeeren** enthalten Parasorbinsäure, die zu Nierenreizungen und Durchfall führen kann, deshalb sollten sie nicht in größeren Mengen gegessen werden.

## Holunder

Foto Seite 105, 106

*Sambucus nigra, Familie Geißblattgewächse*
Holder, Holler, Flieder, Elderbaum, Husholder, Bachholder, Keilken, Kisseke, Schwarzholder

**Hilft bei:** Fieberhaften Erkältungskrankheiten (auch zur Vorbeugung), Asthma, Rheuma; schmerzstillend bei Beulen und Geschwüren (äußerlich), stärkt die körpereigenen Abwehrkräfte.

**Inhaltsstoffe (Wirkstoffe):** Blüten: Ätherisches Öl, Glykoside, Flavonoide, Schleim. Beeren: Apfel-, Wein-, Baldrian- und Essigsäure, Eiweiß, Bitterstoff, Zucker.

Der Schwarze Holunder ist ein robuster, bis 7 m hoher Strauch mit warziger, unangenehm riechender Rinde, weißem Mark in den Ästen und gegenständigen, unpaarig gefiederten Blättern. Die kleinen, gelblich weißen, angenehm duftenden Blütchen (VI–VII) stehen in bis 20 cm breiten, flachen Trugdolden zusammen. Die glänzend schwarzen Beerenfrüchte mit dem blutroten Saft werden im September/Oktober ernte-reif.

Holunder wächst frei in Europa, dem Kaukasus, in Kleinasien, Westsibirien und Nordafrika. Er galt in alter Zeit bei uns als Sitz der häuslichen Schutzgeister. Auch heu-

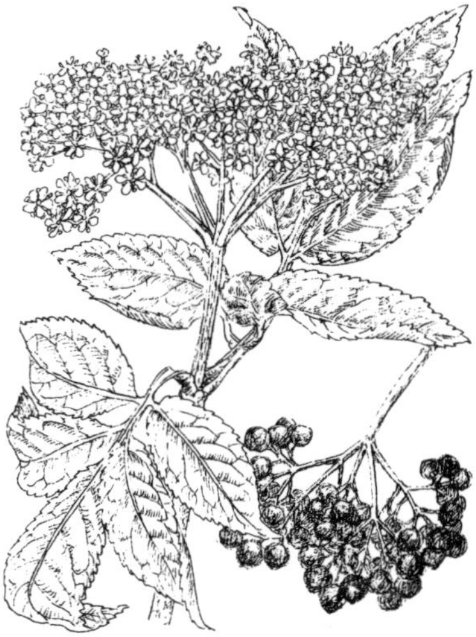

te findet man ihn noch oft neben Bauernhäusern, Stallungen und Feldscheunen. Sämlinge aus von Vögeln »vertragenen« Beeren entwickeln sich rasch. Holunder eignet sich zur Begrünung von Schutthalden, zur Hangbefestigung und als Windschutzpflanzung, wächst an Bachufern und zwischen anderem Gebüsch. Er ist Lärmschutzpflanze, Vogelschutz- und Vogelnährgehölz, verträgt Rückschnitt und eignet sich wegen der fast unverwüstlichen Wuchskraft sogar zur Bepflanzung von Volieren, in denen beispielsweise Papageien oder eine Elster gehalten werden – Vögel, die nicht eben sanft mit der Bepflanzung umgehen.

In ländlichen Gebieten wirkt der Holunder im Frühsommer zur Blütezeit als Ziergehölz, das Gärten und sogar die Landschaft prägen kann.

## So können Sie Holunder selbst ziehen

Holunderpflanzen können Sie in Baumschulen kaufen, müssen aber darauf achten, daß Sie den Schwarzen Holunder bekommen, keine andere Form. Wenn Sie die Pflanze gut kennen, besteht die Möglichkeit, irgendwo draußen einen Sämling vorsichtig, mit möglichst großem Ballen, auszugraben. Vielleicht kennen Sie auch jemanden, der ein paar kräftige Sämlinge oder Büsche zu viel hat und sie abgibt. Holunder ist robust, trotzdem ist es gut, wenn Sie die Jungpflanzen bei trockenem Wetter ein bis zwei Stunden vor dem Ausgraben gründlich angießen. Es ist auch möglich, Holunder im Juni durch Stecklinge aus schwächeren Trieben zu vermehren.

## Pflanzung, Düngung, Wasser, Pflege

Holunder liebt nährstoff- und kalkreichen Boden, braucht ausreichend Feuchtigkeit, verträgt aber keine Staunässe und gedeiht notfalls noch im Schatten.

Pflanzen Sie, wie auf Seite 25 angegeben – vielleicht in eine Ecke des Gartens am Zaun, an einer Mauer oder zur Beschattung neben den Komposthaufen, was Holunder besonders zusagt.

Holunder wächst relativ rasch heran und setzt sich auf die Dauer sehr gut gegen Nachbarpflanzen durch. Sie tun aber gut daran, ihn in der ersten Zeit nicht gerade von Gras und anderen Pflanzen überwuchern zu lassen und ihn zu gießen, wenn es sehr trocken ist. Später ist keine Pflege mehr nötig.

### Tips zur Ernte, Aufbereitung und Anwendung

Die Blütenstände werden im ganzen geschnitten, auf Hürden ausgebreitet und möglichst rasch, bei Temperaturen nicht über 35° C getrocknet. Danach müssen Sie die Blütchen abrebeln und nachtrocknen, bevor sie in festschließende Gefäße →Seite 34 gefüllt werden.

Beeren *sollen bei der Ernte* vollreif *und schwarz sein, denn unreif sind sie* schwach *giftig*. Man schneidet die Fruchtstände und beert sie vorsichtig ab. Roher Saft ist unbekömmlich, er kann im Gegensatz zu gekochtem Übelkeit und Durchfall bewirken. *Achten Sie bitte auch darauf, daß keine Blätter zwischen die zu kochenden Beeren geraten, sie sind giftig.*

**Tee:** Für Schwitztee (Fliedertee) brüht man 4 gehäufte Teelöffel Blüten mit 1/2 l kochendem Wasser auf, läßt 10 Minuten stehen und seiht dann ab. Heiß getrunken, verhilft er unfehlbar zu heilsamem Schwitzen bei fieberhaften Erkrankungen; viele Menschen werden ihn, wie ich, von Kindheit an kennen. Er steigert aber auch, halb so stark aufgegossen und dreimal täglich lauwarm getrunken, die körpereigenen Abwehrkräfte, beugt Erkältungen und Grippe vor, lindert Asthma und ist hilfreich bei Rheuma. In voller Stärke aufgegossen und äußerlich angewendet, gilt er als schmerzstillendes Mittel bei Beulen und Geschwüren.

Kein Heilmittel, sondern ein »Schmankerl« mit tonisierenden Eigenschaften sind **frische Holunderblütenstände,** in Eierkuchenteig getaucht und in schwimmendem Fett ausgebacken.

**Saft und Mus** aus reifen Beeren, noch wohlschmeckender durch Zugabe einiger Apfelstückchen, wirken leicht abführend und sind durch den hohen Vitamin- und Mineralstoffgehalt gesundheitsfördernd. Rheumatiker loben diese Zubereitungen.

# Schwarze Johannisbeere

Foto Seite 105

*Ribes nigrum, Familie Steinbrechgewächse*
Ahlbeere, Alpenbeere, Bocksbeere, Gichtbeere, Salbeere, Schwarze Zeitbeere

♄ ◯ Ⓓ

**Hilft bei:** Rheuma, Gicht, Erkältungskrankheiten (auch zur Vorbeugung), Durchfall, Entzündungen in Mund und Rachen, Heiserkeit.

**Inhaltsstoffe (Wirkstoffe):** Blätter: Ätherisches Öl, Gerbstoffe, Vitamin C, Rutin. Reife Beeren: Vitamin C, Provitamin A, Vitamine der B-Gruppe, organische Säuren, Pektine, Gerbstoffe, Mineralien, vor allem Kalium.

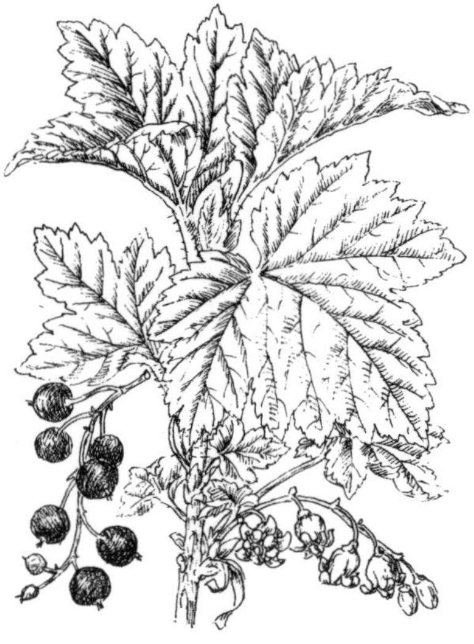

Der Strauch mit den dunklen Ästen wird bis zu 2 m hoch. Die großen, drei- bis fünflappigen Blätter sind am Rand grob gesägt und haben auf der Unterseite Öldrüsen. Die ganze Pflanze riecht stark und eigenartig, aber nicht eigentlich unangenehm. Die vielen grünlichen, innen rötlichen Blütchen (IV–V) mit weichbehaartem Kelch, aus denen sich die schwarzen Beeren (VII) entwikkeln, hängen in Trauben an den Ästen, vor allem an den Astenden.

Schwarze Johannisbeeren sind in Mittel- und Osteuropa zu Hause, in Mittelsibirien, der Mandschurei, dem Himalaja, Turkestan und dem Kaukasus. In West- und Nordeuropa wurden sie vermutlich später eingebürgert. Bei uns pflanzt man sie in Gärten und Großkulturen. Mancherorts sind sie auch verwildert zu finden, zum Beispiel in feuchten, lichten Wäldern.

### So können Sie Schwarze Johannisbeeren selbst ziehen

Sträucher von Schwarzen Johannisbeeren bekommen Sie in Baumschulen, die Obstgehölze führen. Es gibt verschiedene Sorten: ›Rosenthals Langtraubige‹, in der Blüte frostempfindlich, ertragreich, mit großen Beeren und hohem Vitamin-C- und Säuregehalt, ›Wellington XXX‹, mit ähnlichen Eigenschaften und mittlerem Säuregehalt, sowie ›Silvergieters‹, sehr ertragreich, aber mit relativ geringem Vitamin-C- und Säuregehalt, für den Frischverzehr gut, weil die Früchte nicht gleichzeitig, sondern nacheinander reifen.

Für eine vierköpfige Familie, die auch Tee aus Blättern zubereiten möchte, reichen fünf Sträucher aus.

### Pflanzung, Düngung, Wasser, Pflege

Schwarze Johannisbeeren brauchen reichlich mit Humus (Kompost) versorgten, nicht zu schweren Gartenboden und tragen am besten, wenn sie sonnig und luftig stehen, obwohl sie auch noch im Halbschatten gut gedeihen.

Setzen Sie die Sträucher im Herbst (Oktober) eine gute Handbreit tiefer, als sie in der Baumschule standen (→Seite 26). So können von unten reichlich Triebe wachsen, die zur ständigen Verjüngung nötig sind. Ein Abstand von 2 m zwischen den Pflanzen genügt.

Vor der Pflanzung schneiden Sie bitte alle Triebe auf etwa ein Drittel ihrer Länge zurück, das fördert kräftigen Austrieb im Frühjahr.

Schwarze Johannisbeeren tragen vor allem an den einjährigen Zweigen. Deshalb schneidet man gleich bei der Ernte alle fruchttragenden Äste bis auf vorhandene Jungtriebe oder, wenn reichlich frische Bodentriebe gewachsen sind, ganz bis zum Boden herunter.

Wer mineralisch düngt, gibt im zeitigen Frühjahr, zur Blütezeit und Anfang Juni jeweils 30 g/qm eines Blauvolldüngers (ohne Chlor). Sonst muß mit organischen Volldüngern nach Vorschrift gearbeitet werden. Zusätzlich erhalten die Sträucher jedes Frühjahr reichlich Kompost, der nur ganz oberflächlich eingearbeitet (eingerecht oder eingekrailt) werden darf. Tiefe Bodenbearbeitung ist übrigens nicht nur im Frühjahr und Sommer, sondern auch im Herbst verboten – also kein Umgraben! Die Wurzeln verlaufen sehr flach, Sie würden Faserwurzeln verletzen und abstechen, die zur Wasser- und Nährstoffaufnahme dringend gebraucht werden.

An Schwarzen Johannisbeeren schmarotzt manchmal die gefährliche Johannisgallmilbe. Man merkt daran, daß die Knospen an den Trieben rund anschwellen, im Frühjahr nicht austreiben und voller Milben sitzen. Schneiden Sie in diesem Fall im Spätwinter alle Triebe mit Rundknospen ab oder pflücken die Knospen allein und verbrennen sie.

### Tips zur Ernte, Aufbereitung und Anwendung

Gesunde, fleckenlose Blätter sind im Juni zu schneiden – immer nur wenige von jedem

Ast, damit die Pflanzen ihre Früchte ausreifen können. Die Stiele müssen Sie vor der Trocknung entfernen; getrocknet wird an luftigem, schattigem Platz. Die Früchte erntet man immer vollreif und ausgefärbt (VII).
**Tee:** 1 bis 2 gehäufte Teelöffel Blätter mit $^1/_4$ l kaltem Wasser übergießen, langsam bis zum Sieden erhitzen und sofort abseihen. Zwei bis drei Tassen täglich helfen entwässern, lindern Rheuma und Gicht.
**Saft:** Kalt pressen und sterilisieren oder im Dampfentsafter gewinnen unter Zugabe eines Ferments (in der Drogerie), das Gelieren verhindert und den Safft »besser laufen« läßt; kochend heiß in vorbereitete, fest verschließbare Flaschen füllen. Man gibt den Saft ungesüßt, bis zur Hälfte mit Wasser verdünnt, eßlöffelweise als Vorbeugungsmittel bei und zur Bekämpfung von Erkältungskrankheiten, zur Kräftigung, gegen akute und chronische Durchfälle, besonders gegen solche mit Gärungserscheinungen und üblem Geruch. – Bei Heiserkeit und Entzündungen in Mund und Rachen spült und gurgelt man mit einer Mischung aus Saft und warmem Wasser im Verhältnis 1:1.

# Rosen

Foto Seite 88, 105

*Familie Rosengewächse*

**Heckenrose,** Rosa canina
Hundsrose, Wilde Rose, Hainrose, Hagrose, Heinzerlein, Heiderose, Hiefenstrauch

**Apfelrose,** Rosa rugosa
Kartoffelrose

**Schottische Zaunrose,** *Rosa rubiginosa* (früher *Rosa eglanteria)*
Weinrose

**Centifolie,** *Rosa centifolia*
Kohlrose, Provencerose

**Essigrose,** *Rosa gallica*
Apothekerrose

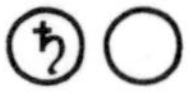

**Hilft bei:** Infektionen durch Steigerung der Abwehrkräfte, bei Durchfall, schlecht heilenden Wunden, Mundschleimhautentzündungen.
**Inhaltsstoffe (Wirkstoffe):** Viel Vitamin C, Karotin (Provitamin A), Vitamin $B_1$, $B_2$, K und P.

**Heckenrosen,** in Europa und Nordasien heimisch, wachsen stark, mit gebogen hängenden Ästen und können bis 3 m hoch werden. Die Blätter, aus 5 bis 7 Fiederblättchen bestehend, sind unpaarig gefiedert, Stamm und Äste stark bestachelt.

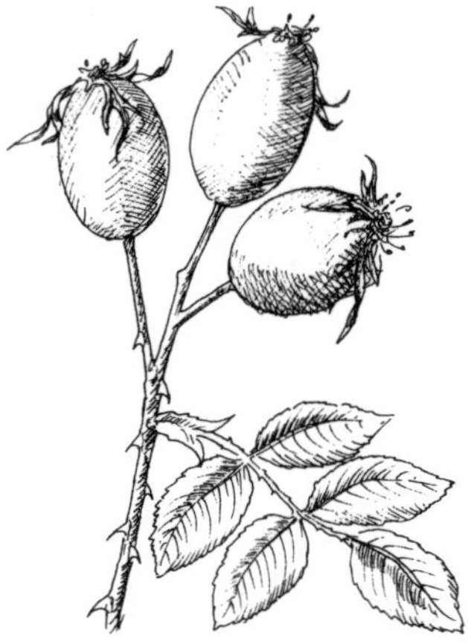

Aus den einfachen hellrosa Blütchen (VI) entwickeln sich vitaminreiche rote Hagebutten, Scheinfrüchte, die im Inneren zahllose harte »Samen« (botanisch Schließfrüchte) enthalten. Die Borstenhaare in den Hagebutten kennen Sie vielleicht aus Ihrer Kinderzeit als »Juckpulver«.

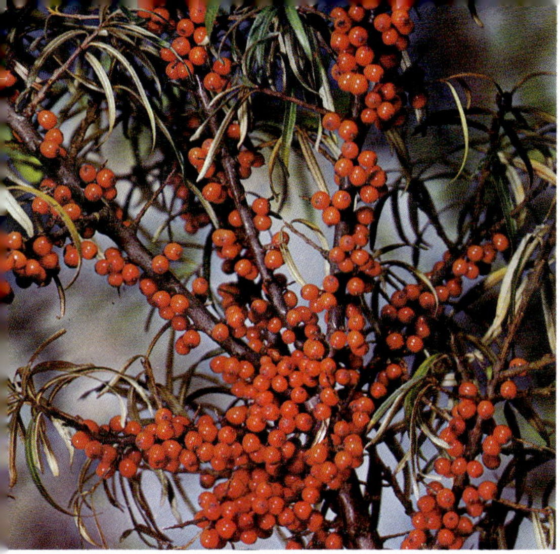
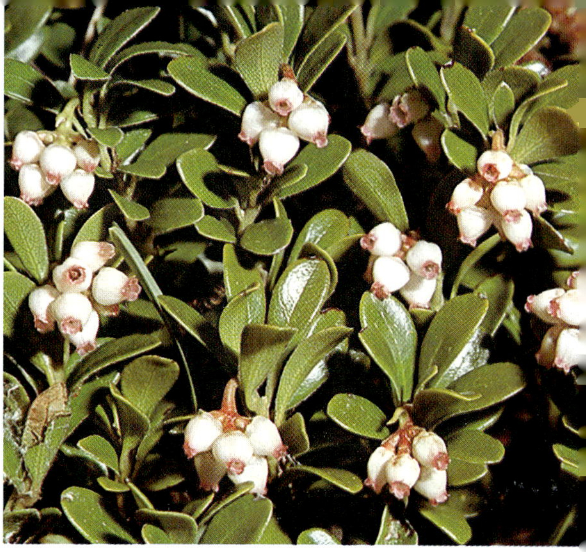
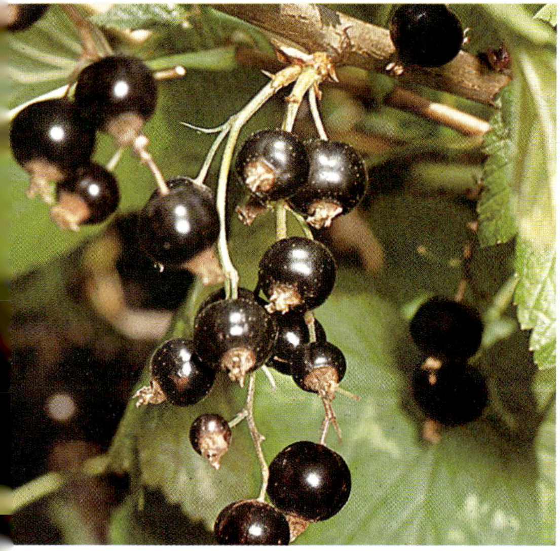
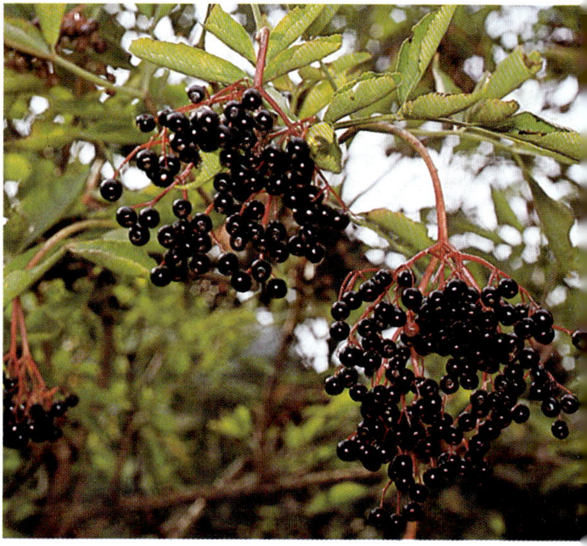
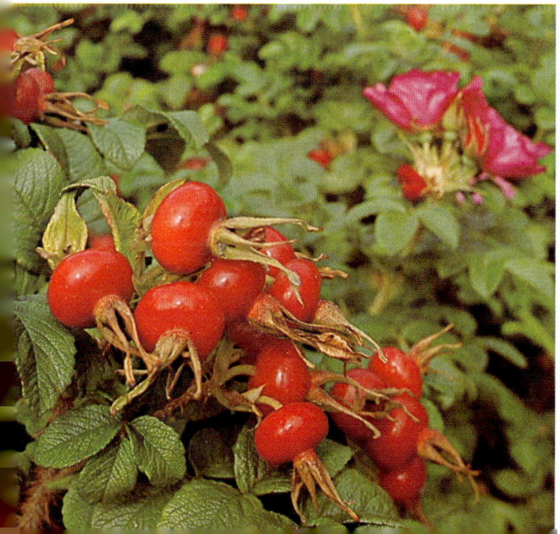
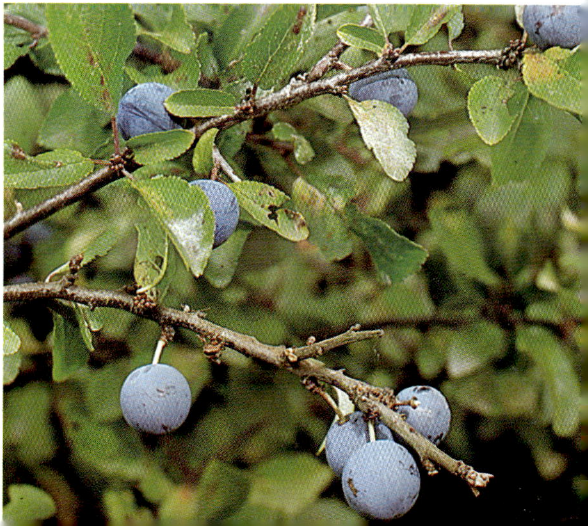

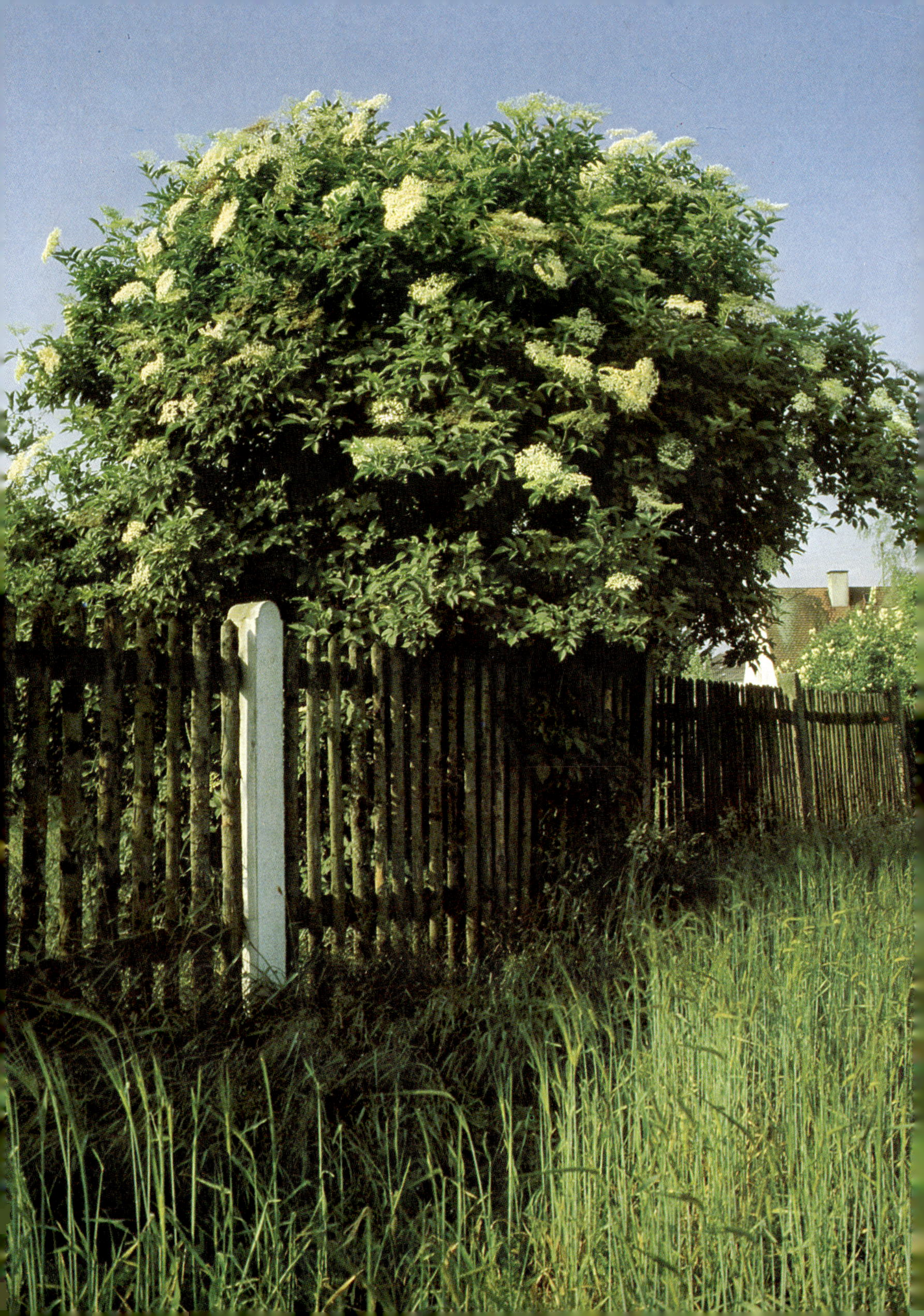

◁ *Der Holunder ist anspruchslos und leicht zu pflegen, sowohl seine Blüten als auch seine Beeren werden zu Heilzwecken genutzt.*

**Apfelrosen,** wildwachsend in Nordostasien und Teilen von Nord-, West- und Mitteleuropa, haben dicke, stark bestachelte Zweige, einfache, rosenrote, duftende Blüten und besonders fleischige Hagebutten.
**Schottische Zaunrosen,** an vielen Stellen in Europa, Kleinasien und im Kaukasus freiwachsend, sind aufrecht, dicht und ebenfalls stark bestachelt. Das Laub duftet nach Äpfeln, aus den frischroten Blüten (VI/VII) werden scharlachrote Hagebutten. Zaunrosen eignen sich ausgezeichnet zur Begrünung von Ödland und sind besonders begehrte Bienennährpflanzen.

Apfel- und Zaunrosen sind sehr windbeständig und deshalb gut für Windschutzpflanzungen geeignet.
**Centifolien,** gefüllt blühend (hundertblättrig) und kräftig rosa, kamen wahrscheinlich von den Südhängen des Kaukasus nach Europa. Sie gehören zu den ältesten Gartenrosen und sind wahrscheinlich eine Naturkreuzung zwischen *Rosa gallica* und *Rosa moschata.* Die Sträucher wachsen buschig und ungefähr 1 m hoch. Wichtig sind hier die duftenden Blütenblätter (VI/VII).
**Essigrosen,** in Mitteleuropa, Südeuropa und Westasien heimisch, wachsen aufrecht bis 1,50 m hoch mit dicht bestachelten Zweigen. Die Blüten (VI), meist einzeln, samtartig, hell- bis dunkelrot, duften stark. Die ältesten gefüllten Rosen sind wohl Abkömmlinge von *Rosa gallica.* Auch hier werden die Blütenblätter verwendet. Die roten, krugförmigen Hagebutten hängen oft bis nach Weihnachten am Strauch.

Besonders schön sind neben den einfachen Arten *Rosa canina ›Kiese‹* mit feurig blutroten, einfachen, duftenden Blüten und glänzendem Laub; *Rosa centifolia ›Major‹* mit vielen großen, gefüllten, glänzend rosa Blüten und starkem Duft, buschig 1 m hoch wachsend; *Rosa centifolia ›Muscosa‹*, stark verzweigt mit intensiv rosa Blütenbüscheln, Centifolienduft, 1,50 m hoch, die früher so beliebte Moosrose; *Rosa gallica ›Pompon de Bourgogne‹* mit kleinen gefüllten, duftenden fleischrosa Blüten, buschig und nur 60 cm hoch. Weitere Rosa-gallica-Hybriden erhalten Sie in Baumschulen, vielleicht auch im Garten-Center, lassen Sie sich beraten. Alle Rosen sind Bienen- und Vogelnährgehölze. Vor allem freiwachsende, fast undurchdringliche Rosenhecken bieten aber auch zarteren und selteneren Vogelarten geschützte Brutmöglichkeiten.

## So können Sie Rosen selbst ziehen

Beste Pflanzzeit ist im Oktober/November. Rosen lieben freien, sonnigen Stand und tiefgelockerte, humusreiche, möglichst lehmhaltige Erde. Sie blühen normalerweise erst im zweiten Jahr nach der Pflanzung. Heckenrosen brauchen kalkhaltigen Boden, vertragen Halbschatten und bis zu gewissem Grad auch Trockenheit, Apfelrosen gedeihen nur auf feuchten, leicht sauren Böden gut. Anzucht aus Samen dauert zu lange. Sie können aber Stecklinge machen, fünf bis acht Zentimeter lange Triebe schneiden und in Topf oder Kistchen in einer Mischung aus Sand und Torfmull zur Bewurzelung kommen lassen. Beginnen sie zu treiben, einzeln in Töpfe pflanzen, frostgeschützt (Fichtenreisig) überwintern und im Frühjahr in den Garten setzen.

## Wichtige Tips für die Rosenpflanzung

Stets gut angießen, die Wurzeln dürfen nie trocken werden. Sollten Sie im Frühjahr Rosen setzen, müssen sie unbedingt vorher 24 Stunden im Wasser stehen, um sich tüchtig vollzusaugen. Nach der Pflanzung ist anzuhäufeln – ganz gleich ob es Frühjahr oder Herbst ist. Bei den genannten Arten sind die Triebe nicht zurückzuschneiden. Setzen Sie Rosen für Dreier-Gruppen etwa 1,50 m, für freiwachsende Hecken 60 cm auseinander. Rosen wurzeln sehr tief, man sollte sie nach dem Anwachsen möglichst nicht mehr versetzen.

### Düngung, Wasser, Pflege

Wenn später bewässert werden muß, benetzen Sie das Laub möglichst nicht und wählen nicht gerade die heißesten Stunden dafür. Nach oberflächlichem Abtrocknen muß die Erde jedesmal leicht gelockert werden, wenn sie nicht – was besser ist – durch bodendeckende Pflanzen geschützt ist. In Frage kommen beispielsweise niedrige Glockenblumenarten wie *Campanula poscharskyana, Campanula portenschlagiana* und *Campanula pusilla.* In einer guten Staudengärtnerei wird man Ihnen sicher weitere Vorschläge machen. Trittplatten ermöglichen Blüten- und Hagebuttenernte, ohne Bodendecker zu beschädigen oder die Erde festzutreten.

Gedüngt wird am besten mit Originalrinderdung oder Kutomin, getrocknetem Rindermist, den man im Fachgeschäft kaufen kann. Mineralische Dünger sind weitgehend entbehrlich, im Jahr der Pflanzung sogar streng verboten. Schneiden ist überflüssig und sogar schädlich, nur erfrorene oder vertrocknete Triebe sind im Frühjahr bis zum Ansatz zu entfernen. Rosen können Sie auch bei freiem, sonnigem und nicht zu heißem Stand in Kübeln halten.

### Tips zur Ernte, Aufbereitung und Anwendung

Verwenden Sie frische, reife, aber noch nicht weiche Früchte zum Tee, solange sie zur Verfügung stehen. Für die übrige Zeit müssen sie getrocknet werden, auch wenn der Vitamin-C-Gehalt dabei etwas zurückgeht (bei sachgemäßer Aufbereitung allerdings minimal). Vor dem Trocknen bitte aufschneiden – die nach Vanille schmeckenden Kerne können entfernt werden, aber auch darin bleiben, je nach Geschmack. Trocknen Sie schnell bei Temperaturen bis 40° C, zerkleinern das Trockengut und bewahren es vorschriftsmäßig auf (→Seite 34).

Blütenblätter der Centifolie und der Essigrose werden vor dem völligen Erblühen abgezupft und im Schatten getrocknet.

**Hagebuttentee:** Setzen Sie 2 gehäufte Teelöffel zerkleinerte Hagebutten mit $^1/_4$ l Wasser auf, kochen 10 Minuten und seihen ab. Der Vitamin-C-Gehalt bleibt wegen verschiedener Begleitstoffe trotz des Kochens erhalten. Dieser Tee steigert die Abwehrkräfte gegen Infektionen, hilft bei allgemeiner Schwäche und hat leicht abführende Wirkung. Auch mehrere Stunden nach der Zubereitung ist der Vitamin-C-Gehalt noch voll erhalten, so daß der Tee sich gut zum Mitnehmen in der Thermosflasche eignet, genauso wie als täglicher »Haustee«.
**Tee aus Blütenblättern** von der Centifolie oder der Essigrose: Jeweils eine Handvoll Blütenblätter werden mit $^1/_2$ l kaltem Wasser aufgesetzt, eben zum Sieden gebracht und nach fünfzehnminütigem Ziehen durchgeseiht. Dieser Tee ist ein gutes Mittel gegen Durchfall. Ein doppelt so starker Aufguß eignet sich zum Spülen und Pinseln entzündeter Mundschleimhäute ebenso wie zum Baden schlecht heilender Wunden und Verbrennungen.

## Sanddorn

Foto Seite 105

*Hippophae rhamnoides, Familie Ölweidengewächse*
Haffdorn, Seedorn, Stechdorn, Weidendorn, Stranddorn, Ölweide, Audorn, Dünendorn, Fasanenbeere, Korallenbeere, Sandbeere, Rote Schlehe, Grießbeere

♄ ○

**Hilft bei:** Erkältungen, fieberhaften Erkrankungen, Schwächezuständen, Vitamin-C-Mangel.

**Inhaltsstoffe (Wirkstoffe):** Vitamin C, Karotin (Provitamin A), Vitamine $B_1$, $B_2$, $B_6$, E, F und P, Mineralstoffe, Apfelsäure, Zucker.

Der Strauch wird selten über 3,50 m hoch. Die dunkelrotbraune Rinde der sparrig abstehenden Äste paßt gut zum silbrigen Grau der schmalen Blätter an den dornigen Seitenzweigen, die sich im Herbst kupferrot verfärben. Weil Sanddorn zweihäusig ist, entwickeln sich die rundlich-eiförmigen, orangeroten, sauer-aromatisch schmeckenden (Schein-)Beeren nur, wenn neben mehreren weiblichen auch eine männliche Pflanze steht. Die Blüten der männlichen Pflanzen, klein und grüngelb gefärbt, mit je vier Staubgefäßen, stehen zu mehreren zusammen, die einzeln erscheinenden weiblichen Blüten (III–IV) bilden eine ährenförmige Traube. Sanddornwurzeln leben in Symbiose mit stickstoffsammelnden Strahlenpilzen.

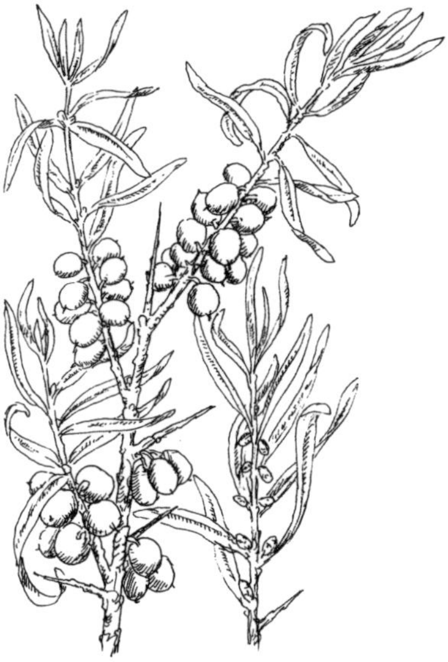

Sanddorn wächst wild an den Nordwestküsten Frankreichs, an der Nord- und Ostseeküste, in den Gebirgen Europas von den Pyrenäen bis zum Balkan. Leider ist er inzwischen so selten geworden, daß er bei uns geschützt wurde. Sie dürfen ihn also weder ausgraben noch seine Beeren pflücken!

Wegen des tief- und weitreichenden Wurzelsystems, der Anspruchslosigkeit und Windfestigkeit eignet sich der Strauch zur Befestigung von Dünen, der Bepflanzung von Halden, Hängen, Kiesgruben und Schotterflächen. Er ist ein ausgezeichnetes Vogelschutz- und Vogelnährgehölz und wird auch allein wegen seiner Schönheit als Ziergehölz in Gärten gepflanzt.

## So können Sie Sanddorn selbst ziehen

Die ersten Pflanzen müssen Sie in jedem Fall kaufen, in einer Baumschule oder im Garten-Center. **Nicht vergessen:** Sie brauchen wenigstens einen männlichen Strauch für mehrere, höchstens 6 bis 7 weibliche Sträucher, wenn Sie Beeren ernten wollen!

Bei Sämlingspflanzen sind die Geschlechter frühestens vom dritten Lebensjahr an zu unterscheiden. Die bedeutend größeren Knospen der männlichen Pflanzen stehen dicht gedrängt, bei den weiblichen sind die Knospen locker verteilt.

## Pflanzung, Düngung, Wasser, Pflege

Sanddorn braucht viel Licht und Sonne sowie kalkhaltigen durchlässigen Boden, ist aber sonst ziemlich anspruchslos.

Sie können im Herbst oder im Frühjahr pflanzen, einzeln oder als dichte Hecke. Das Gehölz paßt in Heidegärten und vor sonnige Hausmauern. Nach dem Anwachsen ist keine besondere Pflege mehr nötig.

Wenn Sie Ihren Bestand vermehren möchten, können Sie Ausläufer älterer Pflanzen mit möglichst viel Wurzeln ausgraben, abtrennen und neu setzen. In der ersten Zeit gut pflegen! Die Ausläufervermehrung gibt die Möglichkeit, ganz gezielt eine bestimmte Anzahl von weiblichen und männlichen Exemplaren heranzuziehen – was bei der (sehr langwierigen) Anzucht aus Samen nicht möglich ist.

Wer wenig Platz hat, kann die Sträucher auch in geräumigen Kübeln (40–50 cm tief) mit einer groben Sandschicht am Boden, sandgemischter Komposterde plus 25 g organischem Volldünger pro 10 l Erde halten.

Ab dem zweiten Jahr müssen Sie die Kübelpflanzen düngen, zur Zeit des Austriebs und noch einmal im Juni, mit einem organischen Volldünger.

Verjüngungsschnitt wird gut vertragen.

### Tips zur Ernte, Aufbereitung und Anwendung

Die *Beeren* enthalten sehr reichlich Vitamin C, aber auch Karotin (Provitamin A), die Vitamine $B_1$, $B_2$, $B_6$ E, F und P, Mineralstoffe, viel Apfelsäure und etwas Zucker.

Sie sind vollreif, aber noch vor dem Frost mit der Schere zu schneiden, weil sie beim Abpflücken leicht zerdrückt werden und dann kostbarer Saft verlorengeht. Frisch gepreßt ist **Sanddornsaft** natürlich am wertvollsten. Aber auch durch Dampfentsaften gewonnen und haltbar gemacht, ist er ein wichtiges Unterstützungsmittel bei Erkältungen, fieberhaften Erkrankungen, Schwächezuständen nach schwerer Krankheit und bei besonderen körperlichen Belastungen. Heranwachsenden, Schwangeren und älteren Menschen, die immer einen erhöhten Vitamin-C-Bedarf haben, tut er gut. Das enthaltene Vitamin P wirkt günstig auf das Gefäßsystem, vermindert die Durchlässigkeit der Gefäße und etwa vorhandene Neigung zu Blutungen. Man gibt 3 Eßlöffel Sanddornsaft täglich, mit oder ohne Zucker, in Joghurt und Milchmixgetränke oder unter Quarkspeisen gemischt. Man kann auch **Marmelade** und **Mus** aus den Beeren bereiten, dabei immer sehr rasch und sorgfältig arbeiten.

## Schlehdorn

Foto Seite 105

*Prunus spinosa, Familie Rosengewächse*
Schlehe, Schwarzdorn, Schlinge, Dornschlehe, Hagedorn, Kietschkepflaume, Sauerpflaume, Haferpflaume, Bockbeerli

♄ ○ Ⓓ

**Hilft bei:** Appetitlosigkeit; regt die Magensaftproduktion an, mildes Abführmittel.
**Inhaltsstoffe (Wirkstoffe):** Blüten: Nitrolglukosid, Amygdalin, Flavonglukoside; Blätter: Gerb- und Bitterstoffe; Früchte: Gerbstoffe, Amygdalin, Obstsäuren, Vitamin C.

Schlehensträucher können 1 bis 3 m hoch werden. Die Zweige enden in spitzen Dornen, die ovalen, gestielten Blätter haben gesägte Ränder. Noch vor dem Blattaustrieb entfalten sich die kleinen weißen, duftenden Blüten (IV), so dicht an dicht, daß der

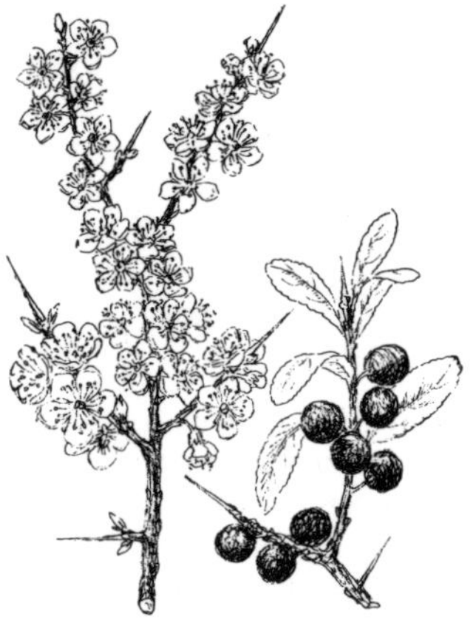

Strauch wie beschneit aussieht. Die 1 cm dicken eßbaren Beeren sind in reifem Zustand dunkelblau und bereift (X).

Schlehen wachsen wild an Wiesenrainen, Feld- und Waldrändern in Europa und Vorderasien. Durch das weitreichende Wurzelsystem eignen sie sich ausgezeichnet zur Befestigung von Böschungen und trockenen Hängen, zur Begrünung von Halden und Trümmerflächen.

Schlehdorn wird von Bienen besucht, ist Vogelnähr- und Vogelschutzgehölz zugleich und kann auch als Windschutzhecke gepflanzt werden. Ungeschnitten nimmt er einigen Platz in Anspruch.

## So können Sie Schlehen selbst ziehen

Schlehen brauchen kalkhaltigen, durchlässigen, sandigen bis steinigen Lehmboden und einen möglichst sonnigen Platz. Sie vertragen einiges an Trockenheit, wenn sie einmal eingewurzelt sind. Anzucht aus Samen dauert zu lange; Sie können aber versuchen, Stecklinge zu machen, wenn Sie Spaß am Vermehren haben.

Zuerst jedenfalls kaufen Sie die nötigen Pflanzen und setzen sie, wie auf Seite 26 beschrieben. Für eine einreihige Hecke von 1 m Länge brauchen Sie entweder drei zweimal verpflanzte oder vier bis fünf einmal verpflanzte Büsche. Die Hecken vertragen Schnitt, können aber auch, wie die Sträucher, ungeschnitten gehalten werden. Sie brauchen dann nur eben mehr Platz.

## Düngung, Wasser, Pflege

Schlehen wachsen auch in großen Kübeln, beispielsweise auf der besonnten Terrasse. Die Höhe der Gefäße sollte mindestens 40 cm, der obere innere Durchmesser mindestens 45 cm betragen. Nachdüngung mit einem organischen Volldünger oder löslichem mineralischem Volldünger nicht vergessen; Pflanzen, die im Frühjahr nicht umgesetzt werden, erhalten Düngergaben beim Austrieb und im Mai/Juni.

Wenn Sie ein- oder umtopfen, mischen Sie der Komposterde etwas organischen Volldünger bei, ca. 50 g/10 l Erde. Tonscherben und etwas grober Sand am Kübelgrund über den Abzugslöchern sind wichtig. Flaches Lockern der Erde von Zeit zu Zeit nicht vergessen.

## Tips zur Ernte, Aufbereitung und Anwendung

Abgezupfte Blüten werden schnell im Schatten getrocknet, junge Blätter pflückt man nach dem Abblühen der Sträucher und behandelt sie genauso. Beerenernte ist erst im späten Herbst, wenn die Früchte einmal richtig durchgefroren sind. Sie werden meist frisch verwendet, lassen sich aber auch künstlich trocknen.

**Tee aus Schlehenblüten,** auch mit etwas Blättern gemischt: Übergießen Sie 2 gehäufte Teelöffel Droge mit 1/4 l kaltem Wasser, erhitzen langsam zum Sieden und gießen dann ab. Zwei Tassen täglich, ungesüßt getrunken, sind ein mildes Abführmittel.

**Schlehenmarmelade:** Waschen Sie die Beeren und legen sie über Nacht in kaltes Wasser, am nächsten Morgen abgießen. Dann geben Sie pro kg Beeren 1/4 l Weißwein und 1/8 l Wasser zu, kochen weich und passieren durch. Fügen Sie danach je kg Schlehenbrei noch einmal 1/4 l Weißwein und außerdem 375 g Zucker zu, kochen die Marmelade fertig, füllen in Gläser und verschließen wie gewohnt. Die Marmelade ist ein gutes Mittel gegen Appetitlosigkeit, besonders für Kinder, die morgens nicht essen wollen. Sie regt die Magensaftproduktion an.

**Saft:** Beeren in einer Schüssel mit heißem Wasser gerade bedecken; nach zwei Tagen den roten Saft, der sich inzwischen gebildet hat, abgießen, für 1 l 500 g Zucker zugeben, unter Umrühren und Abschäumen ein paarmal aufkochen, kochend heiß in Flaschen füllen und fest verschließen. Auch Schlehensaft ist ein bewährtes Mittel gegen Appetitlosigkeit, wenn Sie einen Eßlöffel voll morgens gleich nach dem Aufstehen nehmen.

# Weißdorn

Foto Seite 54

*Crataegus monogyna*
**Rotdorn**
*Crataegus laevigata ›Paulii‹* (früher *Crataegus monogyna kermesina plena),*
*Familie Rosengewächse*
Hagedorn, Heckendorn, Mehlbeere, Zaundorn, Mehldorn, Knickdorn, Lusbeeri, Mehlfäßli

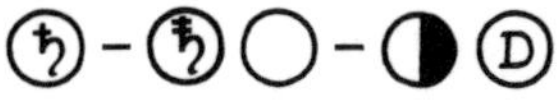

**Hilft bei:** Herz- und Kreislaufstörungen besonders älterer Menschen, Beschwerden in den Wechseljahren.
**Inhaltsstoffe (Wirkstoffe):** Saponin, ätherisches Öl, Gerbstoff, ein Glykosid, Flavonoide, Crataegolsäure. Erst durch das Zusammenwirken aller Inhaltsstoffe sind sie heilkräftig.

Weiß- und Rotdorn, bis 6 m hoch, wachsen meist strauchartig und sparrig, aber auch als kleinkronige Bäume. Die Zweige sind mit kurzen, scharfen Dornen besetzt, die Blätter kurzgestielt, gelappt und am Rand unregelmäßig gesägt. Die schönen weißen (V–VI) oder karminroten, gefüllten (V), aber unangenehm riechenden Blüten stehen in aufrechten Doldenrispen, haben zahlreiche rote Staubgefäße und ein bis drei grüne Griffel. Die Scheinfrüchte, Mehlbeeren genannt (VIII–IX), sind rundlich-eiförmig, leuchtend rot und schmecken süßlich-mehlig.

*Weißdorn, Crataegus monogyna,* kommt nicht nur in Europa vor, sondern auch in Nordafrika, Kleinasien, Palästina und dem nördlichen Iran.

*Rotdorn, Crataegus laevigata,* wächst wild in Nordwest-, Nordost- und Mitteleuropa bis zu den Pyrenäen, Italien und dem Balkan – oft an Waldrändern, zusammen mit anderem Gebüsch.

Das Gehölz kann sehr alt werden. Das rötliche, besonders harte Holz wurde früher zu Werkzeugstielen, Dreschflegeln und Spazierstöcken verarbeitet. Weiß- und Rotdorn eignen sich für Windschutzhecken, zur Begrünung von Halden, zur Befestigung von Rohböden und sind gute Vogelschutz- und Vogelnährgehölze.

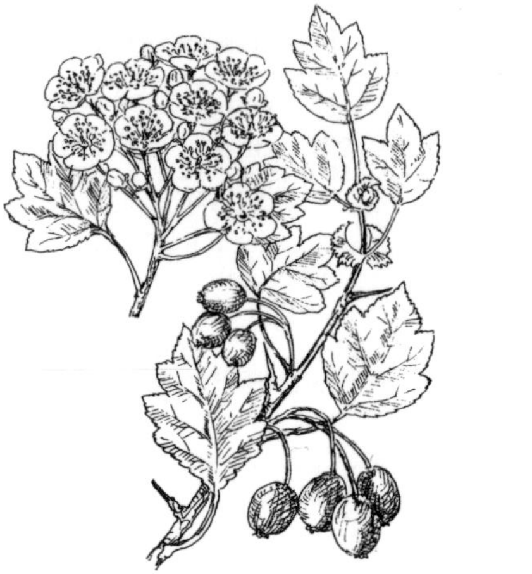

## So können Sie Weißdorn selbst ziehen

Weiß- und Rotdornbüsche oder junge Bäume bekommen Sie in Baumschulen. Zu Heckenpflanzungen brauchen Sie je Meter Hecke 3 bis 4 Pflanzen von zweimal verpflanzten Büschen. Sie können auch Anfang Juni Stecklinge schneiden und bewurzeln lassen. Nicht vergessen: in Wurzelfix tauchen, mit Plastikfolie gegen Verdunstung schützen.

## Pflanzung, Düngung, Wasser, Pflege

Weiß- und Rotdorn gedeihen am besten in leicht lehmhaltigen, lockeren, durchlässigen Böden und vertragen etwas Schatten; sie wachsen aber auch noch auf flachgründigen Standorten in heißer Lage.

Pflanzungen müssen 500 m von Obstpflanzungen entfernt angelegt werden, weil Weißdorn den in Norddeutschland und besonders in Schleswig-Holstein und Niedersachsen verbreiteten »Feuerbrand« übertragen kann, eine durch spezifische Bakterien hervorgerufene Krankheit vieler Rosengewächse; Apfel, Birne, Kirsche, Quitte, Pfirsich, Aprikose gehören zu dieser Familie. Entstehen Schäden durch die Krankheit, kann Rodung des Weißdorns verlangt werden. An wirksamen Mitteln gegen die Krankheit wird gearbeitet.

Über den Pflanzvorgang selbst, über die nötigen Vorbereitungen und weitere Maßnahmen lesen Sie ab Seite 26. Notfalls wird Verjüngungsschnitt auch von älteren Pflanzen vertragen.

### Tips zur Ernte, Aufbereitung und Anwendung

Blüten werden während der Vollblüte gepflückt – wenn ein paar Blättchen dazwischengeraten, dann ist das nicht weiter schlimm, weil auch sie wirksam sind. Beeren ernten Sie, wenn sie reif und rot sind. Rasches Trocknen (→Seite 34) ist wichtig.

**Tee:** 2 Teelöffel Weißdornblüten mit 1/4 l kochendem Wasser überbrühen, nach zwanzigminütigem Ziehen abseihen und mit Honig süßen. Der Tee kann die Leistung des alten oder überforderten Herzens und der Herzkranzgefäße bessern. Das geschieht aber nicht von heute auf morgen – es muß täglich über längere Zeit zwei- bis dreimal eine Tasse getrunken werden. Der Tee ist auch bei jahrelangem Gebrauch ohne Nebenwirkungen und ein geeignetes Mittel zur Vorbeugung von Herzinfarkten; er ist auch als Nachsorgemittel anerkannt.

**Mus** aus frischen Früchten, mit wenig Wasser weich gekocht und durch ein Sieb gestrichen, hilft bei Durchfall und bei nervösen Beschwerden in den Wechseljahren.

### Adressen, die weiterhelfen

Bei diesen Firmen bekommen Sie Samen, Fertigpflanzen oder Stauden:

Bornträger & Schlemmer,
6521 Offstein beim Worms (N)
Eugen Fetzer, Postfach 280,
8710 Kitzingen/Main
Karl Hild, Postfach 99, 7142 Marbach
Klaus R. Jelitto, Horandstieg 28,
2000 Hamburg
Samen-Mauser, Zürichstraße 98,
CH-8600 Dübendorf
Dr. H. Simon, Staudenkulturen,
8772 Marktheidenfeld (N)
Carl Sperling & Co., 2120 Lüneburg (N)
Albert Treppens & Co., Friedrichstraße 231,
1000 Berlin 61
G. R. Vatter AG, Sägestraße 65,
CH-3098 Köniz
Karl Wachter KG, 2081 Appen-Etz bei Pinneberg
Julius Wagner, Postfach 10 58 80,
6900 Heidelberg

(N) = Nach Angabe dieser Firmen aus naturgemäßem Anbau.

Baumschulen:
Lorenz von Ehren, Kanzleistraße 48,
2000 Hamburg 52 (Nienstedten)
Rudi Hartmann, Postfach 1503,
2080 Pinneberg
W. Kordes, Rosenschule, 2201 Sparrieshoop bei Elmshorn
Wilhelm Ley, Postfach 1208, 5309 Meckenheim
Timm & Co., Postfach 1129, 2200 Elmshorn
Ernst Wohlt, Postfach 2207, 2080 Pinneberg

Hersteller von Gartenzubehör:
Ing. G. Beckmann, Simoniusstraße 23,
7988 Wangen/Allgäu
emka GmbH, Postfach 7, 7444 Beuren
Frau Lüthi-Willemer, Dohlenweg 7,
CH-3527 Heimberg
Ing. Thomas J. Pfau, Juchstraße 27,
CH-8116 Würenlos

# Die Heilpflanzen dieses Buches auf einen Blick

| Name der Pflanze | Seite | wächst als | Blütenfarbe | hilft bei | auch Gewürzpflanze, paßt zu |
|---|---|---|---|---|---|
| Arnika | 60 | Staude | goldgelb mit bräunlich gelber Mitte | Zerrungen, Quetschungen, Blutergüssen, schlecht heilenden Wunden; Entzündungen im Mund- und Rachenraum; Herzbeschwerden | |
| Baldrian | 62 | Staude | rötlich oder weiß | Schlaflosigkeit, Nervosität, nervösem Herzklopfen | |
| Bärentraube | 64 | Klein-Strauch | weiß-rosarot | Blasen- und Nierenbeschwerden; desinfiziert die ableitenden Harnwege | |
| Beifuß | 66 | Staude | gelblich bis rotbraun | Magen-, Darmstörungen, Appetitlosigkeit, Durchfall, regt den Gallefluß an, beruhigt die Steingalle | Gänsebraten, Enten-, Hammel-, Schweinebraten, Schmalz, Aal |
| Benediktenkraut | 43 | einjährige Pflanze | blaßgelb mit rötlichen Staubgefäßen | Appetitlosigkeit; Magen-, Darmbeschwerden; Leber-, Galleleiden | |
| Eberesche | 100 | Strauch oder Baum | weiß | Appetitlosigkeit, Magenverstimmungen | |
| Eberraute | 67 | Staude | blaßgelb | Magenempfindlichkeit, leichten Darm-, Galle-, Leberstörungen | Braten, Schnitzel, fettem Fleisch, Soßen |
| Eibisch | 69 | Staude | rötlich oder weiß | Husten, Heiserkeit; Magen-, Darmentzündungen; Entzündungen im Mund und am Zahnfleisch; Hautverletzungen, Furunkeln, Karbunkeln | |
| Erdbeere, Monats- | 71 | Staude | weiß | Magen-, Darmstörungen, Durchfall, Schleimhautentzündung, Leber-, Gallebeschwerden | |
| Feldstiefmütterchen | 44 | einjährige Pflanze oder Staude | gelblich, violett oder gelb-blau | Hautunreinheiten, Katarrhen der oberen Luftwege mit trockenem Husten | |
| Fenchel | 45 | zweijährige Pflanze oder Staude | kräftig gelb | Magenverstimmungen, Blähungen; Husten; Augenentzündungen | Blätter zu Salaten, Fischgerichten, Gurken-Kräutertunken; halbreife Früchte zum Einlegen von Gurken; reife Früchte für Backwerk, Fleischbrühe |
| Goldrute | 72 | Staude | goldgelb | Nieren-, Blasenentzündungen, Schmerzen bei der Harnentleerung; Hauterkrankungen; Leberleiden; zur Stoffwechselanregung (Entwässerung) | |
| Holunder | 101 | Strauch oder Baum | weiß | fieberhaften Erkältungskrankheiten (auch vorbeugend), Asthma; Rheuma; schmerzstillend bei Beulen und Geschwüren; stärkt die körpereigenen Abwehrkräfte | |
| Johannisbeere, Schwarze | 103 | Strauch | grünlich, innen rötlich | Rheuma, Gicht; Erkältungskrankheiten (auch vorbeugend); Durchfall; Entzündungen in Mund und Rachen, Heiserkeit | |
| Johanniskraut | 74 | Staude | goldgelb | Nervosität, Depressionen; Kreislaufschwäche; Galle-, Leberbeschwerden; Verrenkungen, Verstauchungen, Blutergüssen | |

# Die Heilpflanzen dieses Buches auf einen Blick

| Name der Pflanze | Seite | wächst als | Blütenfarbe | hilft bei | auch Gewürzpflanze, paßt zu |
|---|---|---|---|---|---|
| Kamille, Echte | 47 | einjährige Pflanze | | Magenverstimmungen, nervösen Magenbeschwerden, Magenschleimhautentzündung; schlecht heilenden Wunden, Entzündungen; Erkältungen | |
| Knoblauch | 75 | Staude | weißrosa oder grünlich | krampfhaften, schmerzhaften Blähungen (Gärungserscheinungen), Bluthochdruck, Altersbeschwerden | zum vorsichtigen Würzen von Salaten, Wild, Fleischgerichten (Ausreiben der Schüssel mit einer Zehe) |
| Kümmel | 48 | zweijährige Pflanze | weiß | Blähungen, krampfartigen Magen- und Darmbeschwerden | Brot, Brötchen (vor allem aus Vollkornmehl), Kartoffeln (auf dem Blech gebakken), Kohlgerichten |
| Lavendel | 76 | Halbstrauch | blauviolett | Nervosität, Magen-, Darmbeschwerden, Durchfall; nervösen Spannungszuständen | Fischsuppen; feingehackt mit Dill, Salbei, Bohnenkraut für Kräuterbutter |
| Liebstöckel | 78 | Staude | blaßgelb | Blasen-, Nierenleiden; Magenbeschwerden durch Verdauungsschwäche; Rheuma, Gicht, Menstruationsstörungen, Migräne | Eintöpfen, Kartoffelgemüse, Suppen, Soßen, Ragouts, Rouladen, Kohlgemüse – sparsam verwenden |
| Löffelkraut | 50 | zweijährige Pflanze oder Staude | weiß | Infektionen (vorbeugend); Appetitlosigkeit; Leberleiden | als Brotbelag; zu Quark, Kräutersoßen; zu Frühlingssalat (zusammen mit etwas Borretsch und Schnittlauch) |
| Meerrettich | 79 | Staude | weißlich | Blasen- und Nierenleiden; Husten; Rheuma | Fleischgerichten, Fisch (gerieben als Beigabe), zu Soßen und Rohkost |
| Melisse | 81 | Staude | weiß | Nervosität, Einschlafstörungen; Magen-, Darm-; Herzbeschwerden; Abgespanntheit | grünem und Rohkostsalat, Kräutersoßen, Wildgerichten, Pilzspeisen, Fisch, Kräuteressig |
| Möhre | 51 | zweijährige Pflanze | weiß | Vitamin-A-Mangel; Ernährungsstörungen bei Kindern, Madenwürmern | |
| Pfefferminze | 82 | Staude | rosa oder hellviolett | Magen- und Darmverstimmungen mit Blähungen und Übelkeit; Galleleiden; Migräne | Rohkost- und Diätspeisen, Fisch, Fleischgerichten, Suppen, Soßen, für Minzgelee |
| Quendel | 84 | Halbstrauch | hellrosa | Reiz- und Keuchhusten; Magen- und Darmstörungen | Fleisch, Hackbraten, Leberknödeln, gebratenem Fisch, Tomaten- und Kartoffelgerichten, Quark, Rohkost, Kräuteressig |
| Rettich | 55 | einjährige Pflanze | weiß | Entzündungen der Gallewege, Stein- und Grießbildung; zur Leberschontherapie | |
| Ringelblume | 56 | einjährige Pflanze | gelb in allen Schattierungen | Gallebeschwerden; schlecht heilenden Wunden, Entzündungen, Verstauchungen, Geschwüren | Salaten als Würze (Blütenblätter, grüne Blättchen); natürliches Färbe- und Aromamittel für Süß- und Reisspeisen; zu Fischsud, Geflügelbrühe, Kleingebäck, Mehlspeisen |

# Die Heilpflanzen dieses Buches auf einen Blick

| Name der Pflanze | Seite | wächst als | Blütenfarbe | hilft bei | auch Gewürzpflanze, paßt zu |
|---|---|---|---|---|---|
| Rosen<br>Heckenrose<br>Apfelrose<br>Schottische<br>Zaunrose<br>Centifolien<br>Essigrosen | 107 | Sträucher | <br>hellrosa<br>rosenrot<br>frisch rot<br>kräftig rosa<br>hell- bis dunkelrot | Infektionen durch Steigerung der Abwehrkräfte,<br>Durchfall; schlecht heilenden Wunden; Mundschleimhautentzündungen | |
| Rosmarin | 85 | Strauch | blaßblau oder weiß | Erschöpfungszuständen; nach Infektionskrankheiten und Grippe; niedrigem Blutdruck, Durchblutungsstörungen; Wasserstauungen | gebratenem Fleisch, Wild-, Geflügelragouts, Kochfisch, Bratensoßen, Salatsoßen |
| Salbei | 89 | Halbstrauch | hell- bis violettblau | Magen- und Darmstörungen; übermäßiger Schweißabsonderung, besonders im Klimakterium; Entzündungen in Mund und Rachen | Wild, Geflügel, Leber, Aal, Hering, Kaninchen-, Schweine-, Hackbraten, Salaten, Quark, Kräuterbutter |
| Sanddorn | 109 | Strauch | grüngelb | Erkältungen, fieberhaften Erkrankungen; Schwächezuständen; Vitamin-C-Mangel | |
| Schafgarbe | 91 | Staude | weiß, rosa oder rote Strahlenblüten um gelbe Mitte | Magen-, Darm-, Gallebeschwerden; Appetitlosigkeit; Frauenleiden (vegetative Dystonie des kleinen Beckens); zur Wundbehandlung | |
| Schlehdorn | 111 | Strauch | weiß | Appetitlosigkeit; regt die Magensaftproduktion an; mildes Abführmittel | |
| Tausendgüldenkraut | 58 | ein- bis zweijährige Pflanze | leuchtend rosa | Appetitlosigkeit, Verdauungsschwäche, Gallenkoliken, körperlichen und geistigen Erschöpfungszuständen | |
| Thymian | 92 | Halbstrauch | dunkellila oder rosa | krampfartigen Beschwerden des Verdauungstraktes, Durchfall; Husten, Bronchitis, asthmatischen Anfällen | Fleisch, Hackbraten, Leberknödeln, gebratenem Fisch, Tomaten-, Kartoffelgerichten, Quark, Rohkost, Kräuteressig |
| Veilchen (Duftveilchen) | 94 | Staude | tief blauviolett, »veilchenblau« | Bronchitis, Keuchhusten, Halsentzündung; Hautunreinheiten | |
| Weißdorn<br>Rotdorn | 113 | Strauch oder Baum | weiß<br>karminrot | Herz- und Kreislaufstörungen besonders älterer Menschen; Beschwerden in den Wechseljahren | |
| Wermut | 96 | Halbstrauch | hellgelb mit silbergrauem Hüllkelch | Verdauungsschwäche, Blähungen, Völlegefühl, Appetitlosigkeit, Grippe, Erkältungskrankheiten, Gallebeschwerden | fettem Fleisch, aber nur in winzigen Mengen |
| Ysop | 98 | Halbstrauch | leuchtend blau | Magen- und Darmstörungen, Appetitlosigkeit; trockenem Husten | Kartoffelsalat, Bohnen- und Kartoffelsuppen, Fleisch-, Sellerie-, Tomatensalat, Schweinebraten, Rindsrouladen, Leberklößen, gefüllten Eiern, vegetarischen Gerichten, Diätspeisen, als Weinwürze, zu Bowle |

# Sachregister

# Sachregister

# Sachregister

# Sachregister

## Bücher, die weiterhelfen

Georges Boros, *Heil- und Teepflanzen,* Ulmer Verlag, Stuttgart
Isolde Bräckle, *Feinschmeckers Gewürz- und Kräuterbuch,* Gräfe und Unzer Verlag, München
Hans Flück, *Unsere Heilpflanzen,* Otto Verlag, Thun
Helga Fritzsche, *Küchenkräuter selbst gezogen,* Gräfe und Unzer Verlag, München
Mannfried Pahlow, *Das große Buch der Heilpflanzen,* Gräfe und Unzer Verlag, München
Mannfried Pahlow, *Heilpflanzen heute,* Gräfe und Unzer Verlag, München
*Pahlows Heilpflanzen-Kompaß,* Gräfe und Unzer Verlag, München
Siegfried Stein, *Salate selbst gezogen,* Gräfe und Unzer Verlag, München

**Benutzte Literatur**

Andreas Bärtels, *Gehölzvermehrung,* Ulmer Verlag, Stuttgart
Geßner/Orzechowski, *Gift- und Arzneipflanzen von Mitteleuropa,* Carl-Winter-Universitätsverlag, Heidelberg
Hansen/Stahl, *Unser Garten, seine Bäume und Sträucher,* Ulmer Verlag, Stuttgart
E. F. Heeger, *Handbuch des Arznei- und Gewürzpflanzenbaues,* Deutscher Bauernverlag, Berlin
W. Seyffert, *Stauden für Natur- und Steingärten,* VEB Deutscher Landwirtschaftsverlag, Berlin
Zander/Encke, *Handwörterbuch der Pflanzennamen,* 11. Auflage, Ulmer Verlag, Stuttgart